AF310211

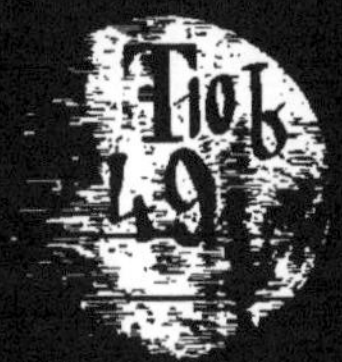

RECHERCHES EXPÉRIMENTALES

SUR LA

RÉSORPTION DU SANG

PAR LE PÉRITOINE

PAR

Jules LESAGE

VÉTÉRINAIRE

DOCTEUR DE L'UNIVERSITÉ DE PARIS

CHEF DES TRAVAUX DE PHYSIOLOGIE A L'ÉCOLE D'ALFORT

Travail des Laboratoires de Physiologie
de la Faculté des Sciences de Paris et de l'Ecole d'Alfort.

PARIS

A. MALOINE, ÉDITEUR

23-25, RUE DE L'ÉCOLE DE MÉDECINE, 23-25

1902

RECHERCHES EXPÉRIMENTALES

SUR LA

RÉSORPTION DU SANG

PAR LE PÉRITOINE

PAR

Jules LESAGE

VÉTÉRINAIRE

DOCTEUR DE L'UNIVERSITÉ DE PARIS

CHEF DES TRAVAUX DE PHYSIOLOGIE A L'ÉCOLE D'ALFORT

Travail des Laboratoires de Physiologie
de la Faculté des Sciences de Paris et de l'École d'Alfort.

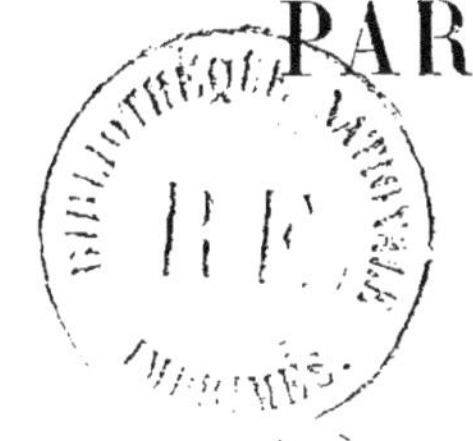

PARIS

A. MALOINE, ÉDITEUR

23-25, RUE DE L'ÉCOLE DE MÉDECINE, 23-25

—

1902

LA RÉSORPTION DU SANG

PAR LE PÉRITOINE

RECHERCHES EXPÉRIMENTALES

RÉSORPTION DU SANG PAR LE PÉRITOINE

CHAPITRE PREMIER

Rapidité de la résorption du sang injecté dans la cavité péritonéale.

Déjà en 1876, *Penzoldt* (**20**) (1), étudiant dans le laboratoire de Rosenthal, la façon dont se comportent les épanchements sanguins dans les cavités séreuses en général, signale la rapide disparition du sang injecté dans le péritoine de la lapine.

Ce n'est toutefois qu'en 1878, que l'étude expérimentale de cette question est poussée plus avant par *Poncet* (**21**), à propos de recherches sur la formation de l'*hématocèle péri-utérine*.

On sait que les chirurgiens de l'homme désignent sous ce nom, l'enkystement du sang épanché dans la séreuse péritonéale c'est à Poncet que revient le mérite d'avoir établi que la cause principale de la formation de cette tumeur, réside dans le mauvais état du péritoine. En poursuivant cette étude, le même auteur

---

(1) Les numéros placés à la suite des noms d'auteurs correspondent aux indications bibliographiques données à la fin du travail.

est amené à injecter du sang défibriné dans le péritoine de la lapine et de la chienne et constate, que la résorption du sang ainsi injecté est complète, à l'autopsie des animaux sacrifiés de 8 à 13 jours après.

Arloing et *Tripier* (1) font à la même époque et au sujet du travail précédent des expériences de contrôle. Dans une première série de recherches, ils se contentent d'injecter de petites quantités de sang, variant de 20 à 45 grammes ; la transfusion est faite à l'aide d'un tube de caoutchouc mettant en communication directe l'artère carotide d'un animal avec le péritoine d'un autre. A l'aide du métronome, on évalue la quantité de sang transfusée. Ils injectent ainsi 45 grammes de sang à un chien, qui est sacrifié quinze jours après, et à l'autopsie duquel on ne trouve que de légères traînées de sang le long des vaisseaux du grand épiploon, dont les feuillets sont absolument libres. Ils opèrent ensuite sur des lapins et constatent toujours la résorption complète. Dans une deuxième série d'expériences, ils injectent le plus de sang possible (280 à 400 grammes). Le manuel opératoire est le même que précédemment ; dans les deux expériences exécutées, le sang a été fourni par des animaux de même espèce, et pour apprécier la quantité de sang injectée, on a pesé l'animal avant et après l'injection. Dans les deux cas, on nota la résorption rapide.

Simultanément, *Livon* fait neuf expériences analogues et arrive au même résultat.

De son côté, *Toussaint* (27), de l'École vétérinaire de Toulouse, injecte dans le péritoine d'une ânesse 2 kil. 500 de sang, provenant d'une autre ânesse en bon état, et constate les jours suivants, l'apparition d'une fièvre légère accompagnée d'une accélération du pouls et des mouvements respiratoires. On tue l'animal huit jours après et à l'autopsie on ne retrouve qu'une quantité normale de sérosité.

En 1884, *Hayem* (**12**) vérifie à nouveau ce point sur lequel tout le monde est d'accord, à savoir la disparition complète et rapide du sang, défibriné ou non, introduit dans la cavité péritonéale. Il constate, en outre, qu'il n'y a eu absence de symptômes graves ou de péritonite, que lorsque le sang provenait d'un animal de la même espèce.

Ces différentes expériences établissent déjà nettement que la résorption du sang injecté expérimentalement dans le péritoine d'animaux de la même espèce est complète après 8 à 15 jours ; mais il était intéressant de les reprendre systématiquement pour déterminer, au bout de quel laps de temps minimum, la résorption d'une quantité *connue* de sang est généralement achevée, et aussi pour préciser davantage les conditions de cette résorption.

C'est d'abord, sur la rapidité de la résorption du sang provenant du système artériel d'un animal et injecté dans le péritoine du même animal, que porteront nos premières recherches, pour contribuer à l'étude des *hémorrhagies internes péritonéales*.

C'est ensuite, la rapidité de la résorption du sang provenant du système artériel d'un animal et injecté dans e péritoine d'un autre animal de la même espèce, que nous aurons à déterminer, comme contribution à l'étude d e la *transfusion sanguine péritonéale*.

§ I. — Manuel opératoire.

Pour apprécier la rapidité de la résorption du sang épanché artificiellement dans le péritoine, il était important de connaître exactement la quantité de sang injectée.

Un premier procédé, très simple, mais aussi bien im parfait, et qui nous a servi seulement dans nos quatre premières expériences, consiste à adapter dans l'artère carotide de l'animal, une canule en verre munie d'un tube de caoutchouc pouvant être mis en rapport, d'autre part, avec la canule d'un trocart. On commence, tout d'abord, par mesurer le débit de l'appareil, en laissant le sang s'écouler sous l'influence de la pression artérielle pendant dix secondes, par exemple. La durée du temps pendant lequel on établit la communication entre l'artère et le péritoine permet alors de connaître approximativement, mais approximativement seulement, la quantité de sang injectée.

On comprend facilement l'imperfection de ce système, en songeant que l'extrémité de la canule engagée dans e péritoine, peut être très facilement obturée par les anses intestinales. Le débit peut varier, pour cela, considérablement.

Un autre procédé, encore très simple, consiste à peser 'animal sur lequel on effectue la transfusion péritonéale, avant et après l'opération. L'augmentation de poids re présente la quantité de sang transfusée. Naturellement, ce procédé n'est praticable que lorsqu'il s'agit d'une transfusion véritable d'un animal à un autre.

Pour nous rendre exactement compte de la quantité de sang injectée dans le péritoine, qu'il s'agisse du simple passage du sang artériel dans la séreuse du même animal, ou d'une transfusion dans le péritoine d'un autre sujet, nous utilisons le dispositif servant aux injections thérapeutiques de sérum physiologique.

Un flacon de 200 à 500 centimètres cubes suivant les cas, à large goulot, est fermé par un bouchon de caoutchouc percé de deux trous dans lesquels passent deux tubes de verre. L'un de ces tubes, plonge jusqu'au fond du flacon et est en relation avec la canule artérielle par un tube de caoutchouc. L'autre, qui n'arrive qu'à la partie supérieure du flacon est adapté sur une soufflerie de Richardson.

L'animal d'expérience étant maintenu sur la table d'opération, on isole une de ses artères carotides, sur une longueur de 5 à 6 centimètres ; sur le bout périphérique, on pose une ligature et sur le bout central, on place une pince de Claude Bernard. On fait à l'artère une incision en V, qui permet l'introduction d'une canule en verre de dimensions variables avec la taille des animaux, mais que l'on choisira aussi grosse que possible, afin d'assurer un débit maximum. Une ligature solide fixe les parois du vaisseau sur la canule.

La ponction de l'abdomen est faite avec le trocart n° 3, de l'aspirateur Dieulafoy. La canule de ce trocart a une longueur de 11 centimètres environ, et son calibre est

de 3 millimètres. C'est à quelques centimètres en arrière
de l'appendice xiphoïde du sternum qu'on fait la perforation de la paroi abdominale. Pour éviter la ponction
accidentelle de la vessie, il est bon de laisser l'animal en
liberté quelques instants avant l'opération, pour lui permettre d'effectuer la miction urinaire.

Le sujet étant maintenu en décubitus dorsal, on donne
au trocart une direction légèrement oblique de haut
en bas et d'avant en arrière, pour éviter la blessure du
foie.

Dans ces conditions, la ponction de la paroi abdominale se fait absolument sans danger, car il est démontré
que l'intestin fuit toujours devant la pointe du trocart.

§ II. — **Rapidité de la résorption dans l'«autotransfusion».**

C'est le passage du sang carotidien d'un animal dans
la séreuse péritonéale de ce même animal que nous ap-
pelons « autotransfusion ».

Pour étudier la rapidité de la résorption du sang ainsi
injecté expérimentalement, nous avons exécuté une série
de 25 expériences, consignées dans le tableau suivant :

TABLEAU

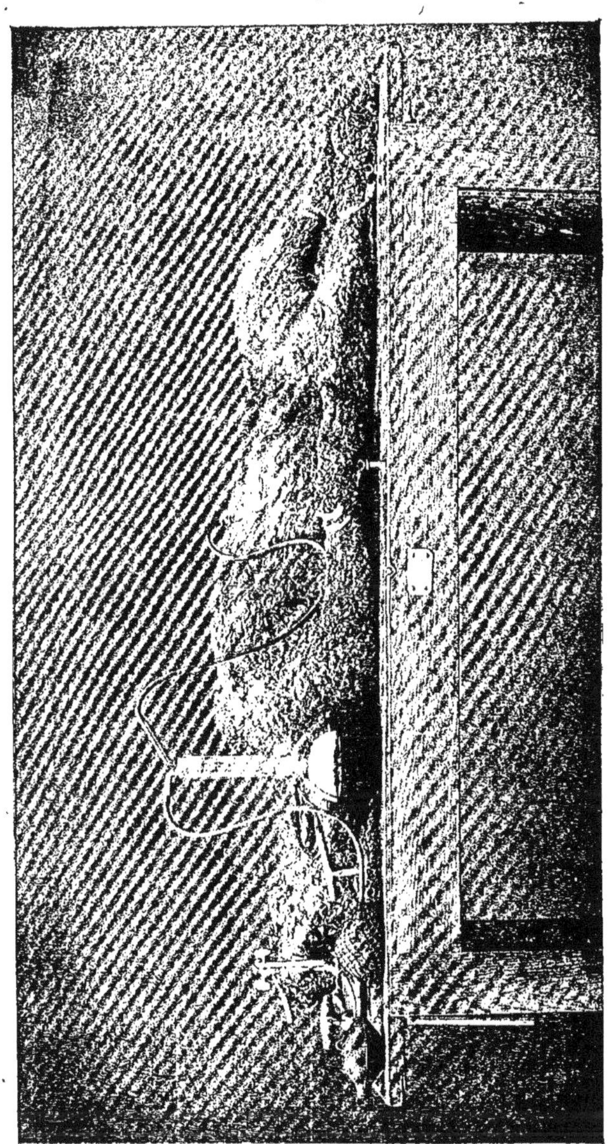

Fig. 1. — Dispositif permettant d'opérer rapidement la transfusion sanguine péritonéale, tout en mesurant exactement la quantité de sang injectée.

Numéro de l'expérience	Autopsie faite après un séjour du sang dans le péritoine de :	Sexe	Age	Poids	Quan...
				kilogr.	
6	1 heure	chien	18 mois	15	
1*	2 »	do	3 ans	12	
7	2 »	do	2 »	15	
8	2 »	do	3 »	16	
9	2 »	chienne	très âgée		
10	2 »	chien	18 mois	35	
11	3 »	do	1 an	4	
12	3 »	do	2 »	7	
13	3 »	chienne	très âgée	20	
2*	4 »	do	3 ans	14	
14	4 »	chien	2 »	10	
15	4 »	do	2 »	9	
16	7 h. 30	do	2 »	28	
17	7 h. 30	chienne	1 »	13	
18	8 heures	chien	4 »	—	
19	24 »	do	âgé	—	
3*	26 »	do	6 ans	8	
20	39 »	do	2 »	20	
21	42 »	do	4 »	6	
4*	48 »	do	4 »	25	
22	48 »	do	âgé	30	
23	48 »	chienne	18 mois	20	
24	48 »	chien	très âgé	26	
25	4 jours	do	3 ans	4	
26	9 »	do	1 an	5	

(*) La quantité de sang transfusée n'a pas été déterminée exactement, le

séreuse péritonéale (*Autotransfusion*).

...ption	Particularités de l'autopsie
...ible	Caillots d'un volume total de 40 c. c. Grande quantité de sang non coagulé.
...le	
...	
...	Environ 50 c. c. de caillots.
...	
...	Caillots très petits et rares sur l'épiploon.
...	d°
...	d°
	Le sang n'est pas coagulé.
...omplète	5 c. c. de caillots.
...	Les caillots sont nombreux sur l'épiploon ; il est impossible de se rendre compte de la quantité de sang résorbée, par suite de la présence d'une énorme tumeur du foie. — Cet organe atteint le poids de 2 kil. 400.
...le	Caillots : 1 c. c.
...o	— 20 c. c.
...réciable	— 40 c. c.
...omplète	Sang liquide : 2 c. c, — Sang coagulé : 3 c. c.
...	Grande quantité de sang liquide. — Pas de caillots.
...plète	Caillots. — Péritonite.
...complète	5 ou 6 petits caillots de la grosseur d'un pois.
...plète	
...o	
...o	
...o	Sang non coagulé : 1 c. c. ; — Coagulé : 5 c. c.
...o	Quelques petits caillots noirs et verdàtres.
...o	

dans le péritoine s'effectuant sans l'intermédiaire du flacon jaugé.

Ces expériences constituent donc, comme nous l'avons déjà dit, une contribution à l'étude des hémorrhagies internes péritonéales. Il est vrai que cliniquement, l'hémorrhagie péritonéale est souvent concomitante avec un épanchement de substances diverses, plus ou moins septiques ; de matières alimentaires, par exemple, et les conditions de ce cas pathologique ne sont plus celles de l'expérience physiologique.

Néanmoins, l'animal d'expérience dans le péritoine duquel nous faisons passer une quantité relativement grande de son propre sang carotidien, est un sujet offrant une hémorrhagie interne importante ; il était intéressant de savoir comment se comporte cet épanchement.

Il est avant tout une remarque à faire, relativement à la résistance particulière du péritoine du chien à l'inflammation.

Il nous est souvent arrivé d'opérer l'autotransfusion péritonéale du sang, sans nous astreindre à une technique aseptique rigoureuse, et en nous bornant simplement à une grande propreté. Malgré cela, nous n'avons constaté qu'une seule fois la péritonite, consécutivement à l'opération.

Cela n'a rien qui doive nous surprendre, outre mesure, car les chirurgiens vétérinaires et les physiologistes ont eu maintes fois l'occasion de constater chez le chien le peu de sensibilité de cette membrane à l'inflammation.

Dans notre première série d'expériences, nous allons

donc produire expérimentalement une hémorrhagie abondante dans le péritoine du chien, et nous en étudierons
les conséquences.

Le poids moyen de nos animaux étant d'environ 15
kilogrammes, d'autre part, le rapport du poids du
sang au poids du corps, chez le chien, étant d'environ
1/17, il s'ensuit, que la masse du sang circulant peut
être évaluée à 800 cc., environ. La quantité de sang
extravasée est en moyenne de 100 à 200 cc. C'est donc
les suites d'une hémorrhagie, portant sur le 1/8 et même
sur le 1/4 de la masse totale du sang, que nous aurons
à observer.

Au cours de cette étude, nous aurons à apprécier la
quantité de sang restante après un temps donné, variable
suivant les cas, et compté à partir du moment de la
transfusion. Ce temps écoulé, l'animal sera sacrifié et
immédiatement autopsié. Pour avoir des résultats
sérieux, il est indispensable, que nous ne provoquions
aucune déchirure, ni aucune section des vaisseaux de
la cavité abdominale, en ouvrant cette cavité, car le
sang qui viendrait se mélanger au sang stagnant dans
la séreuse fausserait les résultats de l'observation. Pour
nous mettre en garde contre cette cause d'erreur possible, nous prendrons la précaution de saigner nos animaux avant d'en faire l'autopsie, et voici comment nous
opérerons.

Lorsque le séjour du sang dans le péritoine sera jugé
suffisant, et qu'il y aura lieu d'examiner le résultat de
l'expérience, deux canules seront introduites dans les
artères carotides et l'animal saigné à blanc. On abrègera les

douleurs de l'agonie en faisant la section du bulbe rachidien, dès que le sang ne s'écoulera plus que faiblement par les canules.

Dans nos quatre premières expériences, l'auto-transfusion est faite sans que la quantité de sang soit exactement mesurée. Nous opérons sur trois chiens et une chienne, animaux adultes et de taille moyenne. Nous nous contentons, simplement, de réunir la canule artérielle au trocart péritonéal, sans l'intermédiaire du flacon jaugeur, mais après avoir évalué le débit, par seconde, de l'appareil. Approximativement, nous laissons passer 200 cc. de sang dans le péritoine.

Le premier de ces animaux est sacrifié deux heures après l'opération ; le deuxième, quatre heures après et le troisième, 26 heures après. L'autopsie, dans tous les cas, est faite immédiatement.

A l'ouverture de la cavité abdominale, les viscères apparaissent, baignés complètement dans le sang, qui est devenu très noir, mais qui ne s'est pas coagulé.

Le quatrième sujet est sacrifié 48 heures après la transfusion. On ne trouve dans son péritoine qu'une quantité de sérosité absolument normale. La résorption du sang injecté est complète.

Ce qui ressort de ces expériences préliminaires, c'est que le sang injecté, grâce à ce simple dispositif — canule, tube de caoutchouc, trocart — n'est pas coagulé dans la séreuse péritonéale, même après un séjour de 26 heures.

Au point de vue de la rapidité de la résorption, nous

ne pouvons rien conclure de précis, puisque nous ne connaissons pas exactement la quantité de sang injectée.

Il est néanmoins curieux de noter que dans l'expérience 4, après un séjour de 48 heures seulement, on n'a pas retrouvé trace de la quantité de sang épanchée, quantité, qui sans être déterminée avec précision, ne laissait pas cependant que d'être assez considérable.

C'est pour mieux nous rendre compte de la valeur exacte de la résorption, que nous abandonnerons ce procédé très simple de l'auto-transfusion, pour utiliser dorénavant le manuel décrit plus haut, et consistant en l'emploi d'un flacon jaugé, servant à recueillir et à mesurer le sang artériel, avant de le faire passer dans le péritoine.

Nous serons maintenant beaucoup mieux fixés sur la quantité de sang injectée. Nous devons reconnaitre que les conditions de l'expérience sont sensiblement modifiées. Quelle que soit, en effet, la rapidité de l'exécution de la transfusion, le sang séjourne forcément un temps appréciable en dehors de l'organisme, dans le flacon mesureur, et il n'est pas douteux qu'il n'y subisse certaines modifications.

Nous trouverons, en effet, d'une façon *presque constante*, des caillots, dans le sang séjournant dans la cavité péritonéale et qui aura passé dans le flacon mesureur, alors que nous n'en trouvions pas lorsque le sang passait directement de l'artère dans le péritoine. On peut facilement expliquer ce premier fait en disant, que les leucocytes qui ont adhéré aux parois du vase et dont la tension superficielle a été ainsi modifiée, ont laissé diffuser leur ferment coagulant ou *plasmase*.

Ces caillots, se trouvent d'une façon presque constante, mais non pas toujours. Les expériences 7 et 8 nous apprennent en effet, qu'il peut en être autrement, lorsque la quantité injectée est faible, et que le séjour du sang en dehors de l'organisme est par suite de faible durée.

L'expérience 16, prouve d'autre part que même en grande quantité, la coagulation peut ne pas avoir lieu si on s'astreint à certaines précautions.

Dans cette dernière expérience, il s'agit d'un jeune chien de deux ans, chez lequel nous effectuons l'auto-transfusion de 220 cc. de sang carotidien, mesurés à l'aide de l'appareil décrit, mais dans lequel nous avons fait passer abondamment, au préalable, une solution de chlorure de sodium à 7,5 °/oo, de manière à imprégner autant que possible toutes les parois avec lesquelles le sang viendra se mettre en contact. Nous opérons ensuite la transfusion et nous sacrifions le sujet sept heures et demie après. A l'autopsie on ne retrouve, dans le péritoine, que deux petits caillots insignifiants dont le volume total n'atteint pas 1 cc.

Dans l'expérience 17 nous fûmes un peu moins heureux. L'autotransfusion, de la même quantité de sang dans les mêmes conditions, permit de reconnaître au bout du même temps, un caillot très allongé dont le volume était de 20 cc.

Dans tous les autres cas, nous ne prîmes pas la précaution de faire circuler un courant de sérum physiologique, et nous observâmes une abondance plus grande de caillots.

Pour une quantité de 200 cc. de sang ainsi injectée, la masse des caillots qui se forment dans la séreuse et qui nagent, au milieu d'un sang resté liquide et de couleur noirâtre, ne dépasse néanmoins pas 50 cc.

Il est donc intéressant de constater que ce n'est pas la masse totale du sang injecté qui se coagule dans le péritoine, mais que le phénomène de solidification du sang, ne porte que sur une faible partie de sa masse.

Lorsque la quantité injectée est plus faible et égale seulement à 100 cc., les caillots sont très petits et leur volume ne dépasse pas 10 cc.

Il nous a été donné un grand nombre de fois, d'observer ce même résultat de la coagulation restreinte du sang ; et nous avons pu constater dans chacun des cas, que la séreuse péritonéale était saine.

Dans l'expérience 15, au contraire, le péritoine était malade et les caillots furent beaucoup plus volumineux.

Il s'agit dans cette expérience d'un chien âgé de deux ans, pesant 9 kil. 300, qui est d'une maigreur extrême et suspect de tuberculose. La palpation du foie permet de diagnostiquer une tumeur ou une grande hypertrophie de cet organe. Malgré cela, nous injectons dans son péritoine 100 cc. de sang, provenant de l'artère carotide et le sujet est sacrifié quatre heures après. A l'ouverture de la cavité abdominale, nous trouvons de nombreux caillots sur l'épiploon. Leur volume total est beaucoup plus considérable que celui constaté dans les expériences de même ordre exécutées sur des animaux sains. La cause de ce fait peut être attribuée au mauvais état de la séreuse péritonéale. Cette membrane, en effet, est le siège d'une inflammation chronique, existant simultanément avec une remarquable tumeur de nature tuberculeuse ayant son siège dans le parenchyme hépatique. L'animal ne pesait de son vivant que 9 k. 300, et le foie, énormément hypertrophié, atteint à lui seul le poids fantastique de 2 k. 400.

Le mauvais état de la séreuse péritonéale semble donc bien être la cause véritable de cette coagulation abondante du sang injecté.

Cependant, c'est toujours sur le grand épiploon, que s'accumulent les caillots qui se forment au sein de la masse sanguine injectée et ce n'est qu'exceptionnellement qu'on en rencontre sur le mésentère et au voisinage du pancréas. Bien que la chose puisse s'expliquer, par une adhérence plus facile sur ce repli de la séreuse que sur les autres régions lisses du péritoine, on peut se demander si cette localisation des caillots, ne tient pas plutôt au mode d'injection que nous avons choisi et à la situation, toujours la même, que nous donnons à notre trocart.

Ce qui est curieux à signaler encore, c'est que les caillots qui se forment ainsi dans le péritoine ne tardent pas à se dissoudre et à disparaître complètement. Nous n'avons pas étudié, d'une façon particulière, le mécanisme de cette fibrinolyse.

Lorsqu'exceptionnellement les caillots ne se sont pas

résorbés au bout de trois ou quatre jours, ils prennent une coloration noirâtre ou verdâtre, ainsi que le démontre notre expérience 25.

Un chien âgé de 3 ans et pesant 4 kilogrammes reçoit 100 cc. de son propre sang carotidien dans le péritoine. Il est sacrifié et autopsié 4 jours après, et nous ne trouvons dans sa cavité péritonéale qu'une quantité insignifiante de sérosité rougeâtre et 8 à 10 caillots de la grosseur d'un pois. Les uns sont noirâtres et situés sur l'épiploon, les autres sont verdâtres et fixés au voisinage du pancréas.

Ainsi donc, les phénomènes consécutifs à l'injection du sang dans le péritoine ne sont pas identiques, suivant que le passage du liquide sanguin se fait directement ou par l'intermédiaire d'un appareil mesureur.

Lorsque le sang passe directement de l'artère dans le péritoine, on le retrouve incoagulé dans l'abdomen et lorsqu'au contraire, on se sert de l'appareil mesureur, il est coagulé. Toutefois, cette coagulation ne porte que sur une faible partie de la masse sanguine quand le péritoine est sain ; elle est au contraire plus générale, quand cet organe est le siège d'une lésion inflammatoire.

Nous avons vu enfin, que l'on pouvait diminuer considérablement, au point de la rendre presque nulle, cette partie coagulée, en prenant la précaution de faire circuler dans l'appareil servant à la transfusion, un courant de la solution saline, dite physiologique.

Examinons maintenant, de même que nous l'avons

fait pour la transfusion directe et sans mesure, la rapidité de la résorption du sang injecté en quantité déterminée dans la séreuse péritonéale.

Nous injecterons pour cela une quantité donnée de sang dans le péritoine d'animaux normaux, que nous sacrifierons au bout d'intervalles de temps variables, et nous observerons à l'autopsie, si la résorption est appréciable, si elle est faible, incomplète ou, au contraire, complète.

Un premier chien (expérience 6), reçoit 200 cc. de son propre sang dans le péritoine, et est sacrifié puis autopsié *une heure après*. La résorption au bout de ce temps est très faible, car on retrouve une grande quantité de sang à l'ouverture de la cavité abdominale. Au milieu de cette masse sanguine et adhérant au grand épiploon, quelques gros caillots, dont le volume total atteint 50 cc.

La résorption du sang injecté après une heure de séjour dans la séreuse péritonéale n'est donc pas appréciable.

Deux autres chiens (expériences 7 et 8), âgés respectivement de 2 et 3 ans, reçoivent par le même procédé 120 cc. de leur propre sang dans le péritoine et sont sacrifiés et autopsiés *2 heures après*.

A l'ouverture du péritoine, on trouve le sang non coagulé et en grande quantité. La résorption a été faible.

Nous remarquons en outre, que chez ces animaux le sang injecté ne s'est pas coagulé, même partiellement.

Pour continuer cette même série de recherches, dans le péritoine de deux autres animaux, un chien et une chienne, l'un âgé seulement de 18 mois et l'autre très âgée (expériences 9 et 10), nous injectons 200 cc. de sang carotidien. Le sacrifice et l'autopsie ont encore lieu 2 heures après.

Comme chez les animaux précédents, la résorption est faible et à peine appréciable ; mais nous trouvons une différence intéressante en ce sens qu'ici le sang est partiellement coagulé, alors que dans les expériences 7 et 8 nous n'avions pas trouvé le plus petit caillot.

L'âge des animaux ne peut être mis en cause pour expliquer cette différence dans la coagulation.

Dans l'expérience 9, il s'agit d'une chienne de montagne très âgée et dans l'expérience 10 il s'agit d'un chien danois âgé seulement de 18 mois, et, dans les deux cas, il y a eu coagulation abondante.

L'âge de l'animal n'a donc pas d'influence sur la quantité relative de caillots formés, par rapport à la masse totale du sang injecté.

Le temps écoulé depuis l'extravasation n'explique pas non plus cette différence, car il a été le même dans les deux cas ; d'ailleurs, l'expérience 6 nous apprend que ce temps est plus que suffisant, puisque, dans cette expérience, au bout d'une heure seulement, nous avions déjà observé la coagulation du sang injecté.

La seule différence dans les conditions expérimentales tient dans la quantité de sang injectée. Il n'y a pas eu de coagulation lorsqu'on a seulement injecté 120 cc., et il y a eu coagulation partielle quand la quantité injectée a été de 200 cc.

Comme dans les deux cas précédents, la résorption est faible. Après deux heures de séjour dans la cavité péritonéale, la quantité de sang résorbée est donc difficilement appréciable.

La résorption n'est guère plus complète *après 3 heures* de séjour, ainsi que l'attestent nos expériences 11, 12 et 13.

Dans cette nouvelle série, deux chiens de petite taille, âgés de 1 et 2 ans, reçoivent respectivement 80 et 100 cc. de sang dans le péritoine ; en outre, une chienne très âgée et de taille moyenne reçoit 160 cc. dans les mêmes conditions.

Chez ces trois animaux, sacrifiés trois heures après l'opération de la transfusion, on ne constate qu'une résorption faible.

Chez tous, on ne trouve qu'une quantité très faible de sang coagulé ; or, il est intéressant de remarquer que justement la quantité de sang injectée est restée de beaucoup inférieure à 200 cc. Ces faits doivent être rapprochés des précédents pour montrer que malgré son passage dans un appareil mesureur le sang injecté dans le péritoine ne se coagule pas, ou ne se coagule que dans une très faible partie de sa masse, lorsque la quantité totale de sang transfusée s'éloigne assez de 200 cc.

Dans ces trois expériences, les caillots n'étaient qu'en petit nombre et se trouvaient exclusivement sur le grand épiploon ; un examen minutieux de la cavité abdominale n'a pas permis d'en reconnaître un seul, soit sur le mésentère, soit sur l'intestin.

Une autre particularité intéressante, relevant des expériences 12 et 13, a trait à la non-coagulabilité du sang ayant séjourné 3 heures dans la cavité abdominale. La masse des caillots de fibrine recueillis ne dépassant pas 4 à 5 centimètres cubes, on ne peut expliquer cette incoagulabilité en disant, qu'il s'agit de sang déjà défibriné.

Le sang transfusé dans le péritoine n'est plus spontanément coagulable après un séjour de 3 heures dans cet organe.

Le moment est opportun pour rappeler une constatation faite dans notre expérience 1. La transfusion avait été directe, sans l'emploi d'un flacon jaugeur, et l'animal avait été sacrifié au bout de deux heures. A l'ouverture de l'abdomen, le sang était complètement liquide dans la séreuse et il n'y avait pas trace de caillot. Ce sang recueilli dans une éprouvette s'est coagulé, mais seulement après un temps très long.

Le sang qui séjourne dans le péritoine peut donc se coaguler partiellement dans les instants qui suivent l'épanchement expérimental, et la cause de cette coagulation tient surtout dans le séjour, plus ou moins long, du sang en dehors de l'organisme. Le sang qui ne s'est pas coagulé de ce fait, perd peu à peu la propriété de se coaguler.

Ce résultat a été affirmé de la façon la plus évidente par l'expérience 16.

Un chien de 28 kilogrammes reçoit dans son péritoine 220 cc. de son propre sang carotidien, dont un échantillon se coagule en 3 minutes 3/4. On juge que la coagulation du sang est parfaite, lorsqu'on peut retourner le récipient qui le contient, sans le renverser. Sept heures et demie après, l'animal est sacrifié par hémorrhagie et l'on ouvre son abdomen. A l'intérieur de la cavité péritonéale nous nous rendons compte de l'existence d'une grande quantité de sang liquide non coagulé, au milieu duquel nous avons peine à trouver deux petits caillots insignifiants dont le volume total ne dépasse pas 1 cc.

Ce sang recueilli dans un gobelet ne se coagule pas, même après un temps très long, et malgré l'addition de fibrin-ferment. Son séjour dans le péritoine l'a rendu incoagulable.

Un échantillon de sang circulant, pris au moment du sacrifice du sujet, s'est coagulé en 7 minutes 3/4.

Dans les expériences précédentes, bien que l'objection ne soit pas très sérieuse, il était possible de dire que le sang liquide recueilli dans le péritoine ne se coagulait plus parce qu'il était défibriné, la masse des caillots représentant la fibrine précipitée ; mais ici, il n'y a pas de caillots, et il faut bien admettre que le séjour du sang dans le péritoine est une raison suffisante pour le rendre non spontanément coagulable.

Une contradiction évidente avec les faits précédemment enregistrés semble aussi résulter de cet exposé. Dans l'expérience 16, faite sur un chien de taille moyenne, la quantité de sang transfusée a été énorme, 220 cc. ! Malgré cela, nous n'avons que peu ou pas trouvé de caillots. L'explication de ce fait est facile à donner, grâce à une précaution spéciale à cette expérience, et qui a consisté à faire circuler dans l'appareil mesureur un cou-

rant de sérum physiologique, avant de laisser arriver le
sang dans l'appareil. Dans ces conditions, les parois
de verre et de caoutchouc, n'ont plus présenté une
adhérence aussi facile pour les leucocytes, de sorte que
la diffusion de la plasmase a été moins considérable.

Cette précaution, très efficace sans doute, n'est cependant pas suffisante toujours. En voulant reproduire
l'expérience, nous avons constaté (expérience 17) que
dans les mêmes conditions, une certaine quantité de sang
s'était coagulée. La masse des caillots restait faible, il est
vrai, car pour 220 cc. de sang injecté, elle ne dépassait
pas 20 cc.

Dans l'expérience 13, nous injectons, dans le péritoine,
sans lavage préalable de l'appareil avec la solution phy_
siologique, un sang carotidien (160 cc.) que nous avons
reconnu se coaguler rapidement au contact de l'air. Après
un séjour de trois heures dans la membrane ce sang est
devenu non spontanément coagulable et l'addition de
quelques gouttes, voire même d'un centimètre cube de
sérum provenant de la coagulation préalable d'un échantillon de sang carotidien, du même animal, est impuis-
sante à provoquer la formation de la fibrine.

Pour savoir où en est la résorption du sang injecté dans
le péritoine après un séjour *de 4 heures*, nous faisons deux
expériences. La première est effectuée sur un chien de
10 kilogrammes et auquel nous nous proposons d'injecter
comme aux autres 200 cc.. Par suite d'un mouvement
de réaction de l'animal, l'opération se trouve retar-

dée et il n'y a que 75 cc. de liquide sanguin d'injecté,
lorsque la coagulation du sang se produit dans l'appareil. L'expérience sera intéressante néanmoins, et nous
sacrifions le sujet 4 heures après.

A notre grande surprise, il n'y a plus dans la séreuse
que deux ou trois centimètres cubes de sang liquide et
environ 5 cc. de sang coagulé.

La résorption, dans ce cas, a donc marché extrêmement
vite puisque 4 heures après la transfusion elle est presque complète. La quantité de sang injectée était, il est
vrai, beaucoup moindre que dans les autres expériences.

La seconde expérience de cette série est faite sur un
sujet dont nous avons eu déjà l'occasion de parler à
propos de l'influence de l'état du péritoine sur la formation des caillots. Elle n'a pas d'intérêt au point de vue
de la rapidité de la résorption, puisque l'évaluation de
la quantité restante n'a pu être faite, même approximativement par suite de la présence d'un énorme néoplasme
encombrant l'abdomen.

Dans les expériences 16 et 17, *après 7 h. 1/2* de séjour
la résorption est encore très incomplète.

Dans l'expérience 18, au contraire, *après huit heures*
de séjour, la résorption est très appréciable. La quantité
de sang coagulé est dans les limites habituelles ; on a
transfusé 200 cc. de sang et nous trouvons environ 40 cc.
de caillots. Comme toujours ces caillots sont abondants
sur le grand épiploon, à la surface duquel ils sont intimement soudés ; mais nous en trouvons aussi quelques-

uns d'erratiques, au milieu des anses intestinales, et sans attaches fixes.

Dans cette même expérience 18, nous avons fait, une fistule du canal thoracique, et par la coloration franchement rouge que prit la lymphe, déjà au bout de trois quarts d'heure, nous voyons avec quelle activité la résorption se produit.

Comme dans toutes nos recherches, l'animal est sacrifié par effusion de sang. Les carotides sont largement ouvertes et la mort arrive assez rapidement.

Un fait qui mérite encore d'attirer notre attention, c'est que le sang de la saignée est long à se coaguler. Il met 16 minutes pour cela. Nous n'aurions pas attaché d'importance à ce phénomène, si déjà une constatation analogue n'avait été faite à propos de l'expérience 9, où le sang carotidien provenant d'un animal ayant reçu 200 cc. de son propre sang dans le péritoine, mit 15 minutes à se coaguler. Cette observation est en désaccord avec une loi de la physiologie qui veut que les hémorragies, subies par un animal, aient pour effet de rendre le sang restant, plus rapidement coagulable.

On peut se rendre compte facilement de cette influence des hémorragies sur la coagulation du sang circulant, en s'adressant au cheval, dit le professeur Laulanié. « Sur cet animal, le sang se coagule avec une grande lenteur relative ; mais dès qu'on opère de larges soustractions sanguines, la coagulation se produit dans un délai d'autant plus court que les saignées sont plus abondantes et plus répétées (1). »

(1) LAULANIÉ. — Eléments de physiologie, *1er fascicule, p. 175.*

Chez nos animaux, subissant de grandes hémorrhagies mais dont le sang sorti des vaisseaux est injecté, aussi rapidement que possible dans la cavité péritonéale, nous ne trouvons pas cette augmentation dans la vitesse de coagulation du sang restant en circulation. Sans nous prononcer catégoriquement sur ce point, nous aurions plutôt une tendance à admettre que cette vitesse de coagulation est diminuée.

Nous venons de citer deux expériences à ce sujet ; nous en avons effectué deux autres comme contrôle et dont voici les résultat :

Le sang carotidien du chien de l'expérience 16 se coagule en 3 minutes 3/4 ; on en prend 220 cc. que l'on injecte dans le péritoine. Ce sang injecté, au bout de 7 h. 30 est devenu incoagulable, et le sang circulant ne se coagule plus qu'au bout de 7 minutes 3/4.

Dans l'expérience 17, le sang carotidien se coagule en six minutes ; on en injecte dans le péritoine 220 cc. qui au bout de 7 h. 30 sont devenus incoagulables ; le sang circulant pris à ce moment se coagule en 7 minutes.

Pour comparer le temps nécessaire à la coagulation, nous utilisons une même quantité de sang (20 cc.) recueillie dans des verres aussi identiques que possible, et nous jugeons suffisante la solidification, lorsqu'on peut retourner le verre sans renverser le contenu.

Dans l'expérience 19, la résorption de 100 cc. de sang injecté peut être considérée complète *après 24 heures* de séjour dans le péritoine.

Il s'agit donc d'une résorption très rapide. La quantité de sang injectée était faible, il est vrai, et seulement de

100 cc., mais aussi le sujet était d'une petite taille remarquable et ne pesait que 4 kilogrammes.

A l'ouverture de l'abdomen nous ne trouvons que 3 cc. de caillots sur l'épiploon, et 2 cc. de sang liquide dans un péritoine absolument normal.

Il est bien curieux, il nous semble, de savoir qu'une hémorrhagie péritonéale de 100 cc. de sang dans le péritoine d'un aussi petit animal ne laisse pas de traces plus sérieuses de son existence, au bout seulement de 24 heures.

Bien différents de ces résultats seront ceux de l'expérience 20.

Un chien âgé de 2 ans et pesant 20 kilogrammes, reçoit, 100 cc. de son sang carotidien dans le péritoine, et est sacrifié au bout de 39 heures.

Contrairement au sujet précédent, qui n'avait offert, aucun symptôme particulier à la suite de l'opération, celui-ci présente, bientôt des frissons suivis d'un état de prostration inquiétant. Sa température rectale, qui au début de l'expérience, à 8 heures du soir, était de 38°5, est, au moment du sacrifice, à 9 heures du matin le surlendemain, de 39°6. La sensibilité du ventre à la pression, la rétraction des parois abdominales, sont d'autre part des signes non équivoques de l'inflammation du péritoine. Il n'y a, à cela, rien de bien surprenant puisque la transfusion a été faite avec des instruments non stérilisés, et le péritoine du chien, pour tant résistant qu'il soit, n'est pas forcément à l'abri des processus inflammatoires.

Aussi, à l'ouverture de la cavite abdominale, trouvons-nous une grande quantité de sang liquide non résorbé et des caillots volumineux. L'un d'eux, en particulier, adhère au péritoine au niveau de la piqûre.

Cette expérience et la précédente se complètent l'une l'autre, pour établir une fois de plus la grande importance de l'intégrité du péritoine pour la résorption des épanchements sanguins. Qu'une hémorrhagie assez considérable se produise soudainement dans le péritoine, et la résorption se fera simplement et vite, si des germes n'y sont pas mélangés ; mais qu'il se produise consécutivement à l'hémorrhagie un épanchement de matières septiques, la coagulation sera abondante et la résorption beaucoup plus lente.

Après 42 heures de séjour dans le péritoine (expérience 21), la résorption de 100 cc. de sang peut être considérée comme complète. On ne retrouve plus qu'une quantité insignifiante de sang liquide et seulement cinq ou six petits caillots de la grosseur d'un pois, adhérant soit à l'épiploon, soit au pancréas.

Ces diverses expériences démontrent donc que la résorption du sang de chien, injecté expérimentalement dans le péritoine du même animal se fait *très rapidement,* lorsque la séreuse est normale, et qu'elle est au contraire très lente lorsque le péritoine est enflammé.

Pour compléter cette série de recherches, nous avons exécuté quelques expériences de contrôle qui nous permettent d'affirmer que dans une séreuse saine, une hémorrhagie de 120, 200 et même 250 cc. est complètement résorbée en 48 heures.

Dans l'expérience 23, c'est une *jeune* chienne de 18 mois, pesant 20 kilogrammes, qui reçoit 120 cc. de son sang carotidien dans le péritoine. Au bout de 48 heures, on n'en retrouve plus que des traces inappréciables.

Dans l'expérience 22, c'est une chienne *âgée,* pesant 30 kilogrammes, qui reçoit 200 cc. de sang dans les mêmes conditions. Au bout du même temps, on ne retrouve plus trace de l'épanchement expérimental.

Dans l'expérience 24, c'est un chien *très âgé*, pesant 26 kilogrammes, qui reçoit *250 cc.* de sang — c'est-à-dire que l'hémorrhagie représente le 1/6 de la masse du sang circulant — et cette fois encore, au bout de 48 heures, nous ne retrouvons plus qu'un seul centimètre cube de sang liquide et à peine 5 cc. de caillots! L'animal cependant est très âgé.

Nous pouvons donc formuler, à côté de cette première conclusion de la résorption très rapide du sang injecté dans la séreuse péritonéale, cette autre non moins intéressante, à savoir qu'elle se fait également bien chez le jeune et chez le vieillard, à la condition que le péritoine soit sain.

Les très petits caillots que nous avons vus être réfractaires à la résorption peuvent rester fixés sur le grand épiploon encore plusieurs jours après la transfusion. C'est ainsi que dans l'expérience 25, nous les voyons persister le quatrième jour.

Nous avons plusieurs fois remarqué que ces petits caillots ne présentent pas le même aspect suivant la région dans laquelle ils se trouvent situés. Sur l'épiploon, ils sont rouge très foncé, noirâtres, alors qu'au voisinage du pancréas ils ont une couleur verte.

L'expérience 26 nous montre qu'au *9e jour* suivant la production d'une hémorrhagie péritonéale expérimentale d'une quantité de sang *supérieure au 1/3 de la masse sanguine totale*, on ne retrouve pas trace du traumatisme à l'autopsie. Les petits caillots pouvant subsister encore les 4e et 5e jours sont complétement résorbés, les ganglions lombaires ne présentent pas d'altérations macrocospiques et la cavité abdominale a repris tout à fait son aspect normal.

§ III. — **Rapidité de la résorption du sang injecté dans le péritoine d'un animal de la même espéce. — Transfusion péritonéale chez le chien.**

Toutes les expériences dont nous venons de parler ont été faites en injectant, dans le péritoine des sujets, le sang provenant du système artériel du *même animal.* Dans une seconde série, nous opérons la transfusion péritonéale véritable, en prenant le sang sur un sujet, pour le transfuser dans le péritoine d'un autre animal de la même espèce. Nos expériences sont faites sur le chien.

Relativement à cette étude, la bibliographie est plus riche que pour la question envisagée dans le précédent chapitre.

Les expériences de *Poncet*, d'*Arloing* et *Tripier*, de *Toussaint*, ont déjà été citées.

En 1879, *Ponfick* (**22**) pratique cette transfusion péritonéale chez un certain nombre d'animaux, à titre d'essais, et ensuite chez l'homme, dans un but thérapeutique.

L'auteur se sert de sang défibriné, et constate que l'injection de ce liquide dans le péritoine ne détermine, chez les opérés, qu'une fièvre très modérée et des douleurs peu intenses. Le manuel opératoire est simple ; un entonnoir dans lequel on verse le sang défibriné est relié à un tube dont l'extrémité porte une canule en forme de plume à écrire qu'on peut fermer au moyen d'un robinet. Le sang est certainement résorbé par le péritoine et il s'agit bien là d'une véritable transfusion, dit Ponfick, car ni chez le chien, ni chez l'homme on ne constate d'hémoglobinurie.

La même année, *Bizzozero* et *Golgi* (**2**), dans le but de vérifier si l'absorption dont parle Ponfick est bien réelle et pour savoir au bout de quel laps de temps elle se produit, pratiquent chez des cobayes, des expériences dont le principe repose sur la détermination de la quantité d'hémoglobine du sang en circulation, avant et après l'injection dans le péritoine. Leurs expériences démontrent que les globules sanguins du sang injecté s'unissent bien à la masse du sang en circulation. Déjà vingt minutes après l'injection, on peut démontrer l'augmentation progressive dans le sang de la quantité des globules rouges ; le maximum de l'augmentation s'obtient dans une période qui varie de un à deux jours.

De plus, ils constatent que l'augmentation artificielle de l'hémoglobine est en proportion de la quantité de sang injectée, et que cette augmentation se maintient longtemps après l'opération. Dans certains cas, on l'a vue persister au bout de 27 jours, mais les injections de sang étaient répétées fréquemment.

Enfin, ils ont établi que l'augmentation de l'hémoglobine a lieu, aussi bien chez les animaux bien portants que chez ceux que l'on a anémiés par la saignée. Chez ces derniers pourtant le maximum de l'hémoglobine est atteint plus tôt que chez les premiers.

En 1880, *Obalinski* (**19**) étudie la rapidité de la résorption du sang injecté dans la séreuse péritonéale, en pratiquant des numérations de globules rouges dans le sang circulant. Il injecte dans le péritoine de ses animaux du sang défibriné. L'augmentation du nombre des hématies se fait remarquer dès la première heure, que l'animal ait été anémié préalablement, ou non, et se continue jusqu'à la résorption complète du sang transfusé. La quantité de sang transfusée est sans influence sur la rapidité de l'augmentation du nombre des globules. Quant à la rapidité de la résorption, elle peut s'exprimer ainsi : 0,5 à 0,7 de centimètre cube de sang sont résorbés par heure et par kilogramme d'animal. Le sang injecté est résorbé en entier, et il n'a jamais été constaté d'hémoglobinurie, pas plus d'ailleurs que de péritonite.

Les recherches de *Nikolsky* (**18**) faites presque simultanément concordent avec les précédentes. Mais l'auteur a cherché en outre comment les choses se passent lorsqu'on injecte du sang provenant d'une espèce différente. Il constate que dans ce cas, le nombre des globules sanguins n'augmente pas, qu'il survient de l'hémoglobinurie, deux heures déjà après l'opération et que 3 ou 4 jours ensuite, l'urine renferme des pigments biliaires.

Dans ces différentes expériences, le sang transfusé était du sang défibriné, et lorsqu'il s'agissait de sang complet, les autopsies n'étaient pratiquées qu'après un minimum de 6 jours.

Nous avons donc repris ces recherches, en nous proposant de transfuser dans le péritoine d'un animal, une quantité connue de sang complet provenant d'un autre animal de la même espèce, et d'examiner l'état de la résorption après un temps de quelques heures d'abord, et de 48 heures ensuite.

Le manuel opératoire employé est le même que celui décrit dans un paragraphe précédent.

Rapidité de la résorption du sang dans la transfusion de carotide à péritoine d'un animal à un autre de la même espèce.

Numéro de l'expérience	Autopsie faite après un séjour du sang dans le péritoine de :	Sexe	Age	Poids	Quantité de sang transfusée	Résorption	Particularités de l'autopsie
				kil.	c. c.		
27	4 heures	chien	18 mois	15	120	faible	Caillots : 8 à 10 c c.
28	4 »	chienne	2 ans	6	200	faible	
29	48 »	chien	1 au	—	250	complète	
30*	48 »	chienne	18 mois	29	500	incompl.	Pas de caillots.
31*	48 »	»	âgée	40	500	presque complète	Quelques caillots sur l'épiploon.

(*) Sang oxalaté

Un premier animal (expérience 27), reçoit dans son péritoine 120 cc. de sang provenant d'un autre animal de la même espèce. Sacrifié au bout de quatre heures, l'autopsie permet de reconnaître que la résorption a été faible. On trouve dans la séreuse péritonéale une grande quantité de sang liquide et environ 8 à 10 cc. de sang coagulé.

La résorption est de même, faible, dans l'expérience 28, où l'animal est sacrifié au bout du même temps, mais après avoir reçu dans le péritoine une quantité plus grande de sang artériel. L'injection est de 200 cc.; aussi trouvons-nous à l'autopsie une masse plus considérable de caillots, 40 centimètres cubes environ.

L'expérience 29 est beaucoup plus intéressante. Ici, la quantité de sang transfusée et provenant également d'un autre animal, est de 250 cc. Cette transfusion n'occasionne pas d'albuminurie et quarante-huit heures après l'opération on ne retrouve plus trace de cette quantité pourtant considérable de sang, en examinant le péritoine du sujet.

Ainsi donc, qu'il s'agisse du sang provenant du même animal (expériences 22 et 24), ou qu'il s'agisse du sang provenant d'un autre animal de la même espèce (expérience 29), nous voyons que quarante-huit heures après la transfusion, la résorption peut être complète. Cependant, dans l'un et l'autre cas, la quantité de sang injectée a été énorme : 250 centimètres cubes.

Pour savoir plus encore, nous nous proposons d'injecter dans le péritoine de deux autres animaux 500 cc. de sang, pour chacun d'eux. Mais, un obstacle va nous arrêter sûrement ; c'est la coagulation qui ne manquera pas de se produire au cours de l'expérience. La canule du trocart enfoncée à travers la paroi abdominale n'a qu'un calibre assez restreint, et il faut un temps relativement long pour permettre l'écoulement de 500 cc. de liquide. De plus, il faut ajouter encore à la durée de l'opération, le temps nécessaire pour recueillir le sang. Enfin, le sang de chien se coagule vivement et il est à prévoir qu'il est impossible de conduire à bien l'expérience dans ces conditions.

Pour tourner la difficulté, nous songeons à employer le sang décalcifié.

En ajoutant au sang qui sort d'un vaisseau, une quantité très faible d'oxalate de soude ou de potasse, on précipite les sels de chaux du sang, et l'on empêche la coagulation de ce liquide.

Le procédé de l'emploi du sang décalcifié pour la transfusion sanguine n'est d'ailleurs pas neuf, car déjà *Wright* (**32**) l'employa avec succès, pour la transfusion sanguine intravasculaire.

Pour éviter d'autre part une compression trop grande des viscères abdominaux, qui déterminerait certainement une violente douleur chez de petits animaux, nous choisissons pour ces expériences deux chiens, l'un d'assez forte taille, et l'autre de très forte taille.

Avant d'opérer la transfusion péritonéale, nous pratiquons sur les sujets d'expériences une large saignée, et nous les plaçons, de ce fait, dans les conditions d'animaux pour lesquels la transfusion du sang, dans le péritoine, serait envisagée dans un but thérapeutique.

Nous injectons à chacun d'eux, 500 cc. de sang oxalaté provenant d'autres animaux de la même espèce, et nous les sacrifions quarante-huit heures après. Chez l'un, jeune sujet de 18 mois, du poids de 29 kilogrammes, la résorption est incomplète, et l'on trouve dans sa séreuse une quantité notable de sang non résorbé ; chez l'autre, animal déjà âgé, mais dont nous ne pouvons préciser l'âge, d'un poids de 48 kil., la résorption est pour ainsi dire complète. Nous ne trouvons, en effet, qu'une faible quantité de sang liquide et quelques caillots, de faible volume, adhérant au grand épiploon.

Nous ne chercherons pas à expliquer la différence de ces résultats en ce qui concerne la présence des caillots, cette question nous semblant secondaire. Il est pour nous beaucoup plus intéressant de constater, que le sang injecté dans le péritoine, même dans la quantité énorme, pour un chien, de 500 cc., peut être complètement résorbé au bout de 48 heures.

Chez ces animaux, le thermomètre n'accuse qu'une hyperthermie à peine appréciable et de quelques dixièmes de degré seulement. Dans le premier cas, le maximum de la température est de 39° ; dans le second, il est seulement de 38°7.

D'autre part, la couleur jaune clair de l'urine émise et de celle qui reste dans la vessie, sa limpidité et sa transparence, prouvent qu'il n'y a pas d'hémoglobinurie.

Par conséquent, la résorption du sang injecté expérimentalement dans la cavité abdominale du chien est très rapide, quelle que soit la quantité de sang transfusée, car le péritoine fonctionne très activement pour l'absorption.

Il n'en serait pas de même de l'injection faite dans le tissu cellulaire.

L'expérience 32 est très instructive à ce propos.

Ayant utilisé un trocart insuffisamment acéré, l'injection de 200 cc. de sang fut faite non dans la séreuse péritonéale, mais dans le tissu conjonctif sous-péritonéal. Le péritoine de l'animal a fui devant le trocart et s'est décollé des tissus sous-jacents. C'est donc dans cet espace sous-péritonéal que l'injection sanguine est poussée à notre insu, décollant progressivement le péritoine pour se loger. Nous produisons ainsi, sans le vouloir, un épanchement sanguin sous-péritonéal, ayant l'apparence extérieure d'une tumeur solide, et du volume du poing. A l'autopsie faite 10 jours après, nous trouvons un kyste dont le contenu liquide est de couleur brune. Examiné au spectroscope, ce liquide présente les trois raies d'absorption de la méthémoglobine.

L'expérience 33 est également curieuse à signaler pour montrer que le sang épanché, entre les deux lames du mésentère, se coagule abondamment.

Il s'agit, dans cette expérience, d'un chien âgé d'un an seulement et du poids de 13 kilogrammes, sur lequel nous nous proposions de faire une transfusion péritonéale.

L'animal devant fournir le sang était prêt et à l'aide d'un trocart nous ponctionnions la paroi abdominale du second sujet. A ce moment, un mouvement brusque de l'opéré fait que nous ne sommes plus maître de notre instrument, et lorsque nous retirons la tige du trocart, grand est notre étonnement en voyant partir de la canule un jet de sang artériel. Vivement, nous enlevons cette canule, renonçant à l'opération de la transfusion dans ces conditions et le lendemain nous sacrifions l'animal qui n'avait pas paru trop incommodé de l'accident.

A l'autopsie faite, par conséquent, 24 heures après, nous constatons la présence d'un énorme caillot homogène, de la grosseur d'un œuf de poule situé entre les deux feuillets du mésentère. La pointe du trocart avait lésé une artère mésentérique et une hémorrhagie s'était produite aussitôt, entre les deux lames du mésentère, tout en les distendant progressivement jusqu'au voisinage de l'intestin.

Le sang ainsi épanché, non plus à la surface endothéliale du péritoine, mais dans le tissu cellulaire sous-séreux, ne s'est donc pas résorbé, mais semblait, au contraire, tout disposé à s'enkyster.

Ces expériences démontrent donc, que si l'absorption est très rapide, pour le sang injecté dans le péritoine, il n'en est plus de même pour celui épanché dans la couche conjonctive sous-séreuse, où la tendance à l'enkystement est, au contraire, manifeste. Elles nous font entrevoir aussi deux complications possibles de la transfusion sanguine péritonéale.

La ponction accidentelle de la vessie est aussi à redouter, si l'on opère la perforation de l'abdomen sur un animal dont la vessie est distendue par l'urine. Il convient, par conséquent, de laisser le sujet en liberté pendant quelques minutes, avant de faire l'opération; il vide lui-même sa vessie et l'on est certain, dans ces conditions, de ne pas blesser cet organe avec la pointe du trocart.

Il importe de signaler à ce sujet, que la ponction de la vessie est d'ailleurs sans gravité, lorsqu'elle est faite avec un trocart aseptique. L'expérience 5 nous en fournit la preuve : une chienne caniche, âgée de 4 ans et pesant 12 kilogrammes, immobilisée sur la table d'opération, pour subir une transfusion sanguine a été amenée directement du chenil au laboratoire, sans qu'on ait pris la précaution de la laisser en liberté pendant quelques minutes. Avec un trocart aseptique, nous ponctionnons la paroi abdominale, et, en enlevant la tige du trocart, nous voyons un jet d'urine sortir de l'extrémité libre de la canule, que l'on retire aussitôt. On prend la température de l'animal, que l'on observe attentivement le jour même et les jours qui suivent, et nous ne constatons absolument aucun trouble. La température ne varie pas et l'état général reste excellent.

La ponction de la vessie, faite aseptiquement, est donc sans conséquences fâcheuses.

Contrairement à ce qu'ont écrit plusieurs auteurs, nous avons observé maintes fois que cette opération de de la transfusion péritonéale ne détermine pas de fièvre, ou ne détermine qu'une faible élévation de la température, si l'on prend des précautions d'asepsie ou même simplement de propreté, suffisantes.

Dans l'une de nos expériences cependant (l'expérience 34), nous transfusons 230 cc. de sang carotidien provenant d'un jeune chien de 15 mois, à une chienne d'un an pesant seulement 5 kilogrammes. Étant donné le faible poids de ce dernier animal, la quantité de sang transfusée est considérale, puisqu'elle est presque égale à celle qu'il possède déjà. L'élévation de la température fut de 1°9. Le lendemain de l'opération, l'état général était redevenu très bon. Sacrifié un mois après, l'animal possédait un péritoine absolument normal.

En résumé, il résulte de cette première étude :

A). Au point de vue de l'hémorrhagie interne,

1° Que le péritoine sain absorbe très activement le sang injecté dans sa cavité ;

2° Que l'hémorrhagie expérimentale réalisée en injectant dans le péritoine d'un chien 120, 200, 250 cc. de son propre sang carotidien est généralement résorbée au bout de 48 heures ;

3° Que cette résorption se fait aussi bien chez les vieux sujets que chez les jeunes ;

4° Que le sang carotidien du chien, injecté dans le péritoine du même animal, ne se coagule pas si le passage est fait, très rapidement, de l'artère dans la séreuse ;

5° Que le sang ainsi injecté dans la séreuse péritonéale devient, assez rapidement, non spontanément coagulable ;

6° Qu'une coagulation partielle se produit au contraire, lorsqu'on emploie, pour mesurer la quantité de sang, un appareil retenant un temps appréciable le sang en dehors de l'organisme ;

7° Que c'est sur l'épiploon de préférence que s'accumule le sang coagulé ;

8° Que cette coagulation partielle du sang peut être diminuée et qui plus est, évitée dans certains cas heureux, même avec un sang pourtant rapidement coagulable, si l'on prend la précaution de faire passer une courant de la solution physiologique de NaCl à 7,5 %₀ dans l'appareil mesureur ;

9° Que la coagulation du sang est abondante et sa résorption très lente, lorsque le péritoine est infecté.

B). Au point de vue de la transfusion sanguine
péritonéale

1° Que la résorption du sang d'un animal transfusé dans le péritoine d'un autre animal de la même espèce, se fait très rapidement.

2° Que la transfusion péritonéale faite aseptiquement, ne détermine qu'une hyperémie peu accusée, ne cause pas d'albuminurie et est fort bien supportée par l'animal.

CHAPITRE II

Mécanisme de la résorption du sang injecté dans le péritoine.

§ I. — Historique.

La faculté absorbante des séreuses, en particulier du péritoine, est depuis longtemps établie et récemment *M. Dastre* **(5)** a montré nettement, qu'il y avait équivalence entre ce mode d'introduction dans l'organisme et l'introduction directe dans les veines.

Déjà *Haller* et *Flandrin* avaient constaté que l'eau injectée dans le péritoine est résorbée promptement, lorsque *Colin* et *Bouley* **(4)** démontrèrent que l'extrait de noix vomique détermine un empoisonnement beaucoup plus rapide, lorsqu'il est injecté dans le péritoine que lorsqu'il est administré par les voies digestives.

Flandrin, d'autre part, a bien mis en évidence l'absorption des matières colorantes en dissolution dans l'eau et injectées dans le péritoine.

En 1862, *Recklinghausen* **(24)** entreprenant de rechercher les origines lymphatiques dans les tissus de structure simple, retrouve dans le canal thoracique, les corpuscules colorants injectés dans la cavité péritonéale. Dans une expérience fort intéressante et devenue classique, il porte sur la platine du microscope une portion de centre phrénique, bien tendue par un disque de liège, puis il arrose la face péritonéale avec du lait. Bientôt il constate dans le liquide une série de tourbillons, et après avoir lavé soigneusement la préparation avec de l'eau, il lui est très facile de reconnaître l'injection des lymphatiques du diaphragme par les globules du lait. Recklinghausen attribue ce fait à la présence d'ouvertures béantes existant à la surface du péritoine, et ayant deux fois le diamètre des globules rouges du sang.

Ranvier **(23)**, qui a repris avec beaucoup de soin l'étude de cette question, conclut dans le même sens et dit qu'il existe sur la face péritonéale du centre phrénique des orifices, qu'il appelle *puits lymphatiques* bouchés par des cellules molles d'une autre forme que les cellules endothéliales et arrangées d'une autre façon. Ces cellules sont des cellules lymphatiques. Elles se trouvent disposées à l'orifice des puits, dont la paroi est elle-même garnie d'une rangée de cellules semblables.

Les puits du centre phrénique établissent une communication directe entre la cavité péritonéale et les fentes lymphatiques ; ces dernières communiquent, comme le démontre une injection au bleu de Prusse, avec le réseau lymphatique sous-pleural.

Les petites cellules lymphatiques qui occupent les orifices des puits, ne les ferment pas d'une manière complète; elles sont faciles à déplacer et peuvent même pénétrer dans les voies lymphatiques, ou tomber dans la cavité péritonéale, pour laisser complètement libre l'orifice lymphatique.

L'hypothèse de l'existence de ces orifices de communication, explique très facilement la résorption, par les lymphatiques, des substances non dissoutes et en suspension dans le liquide injecté dans le péritoine. Malheureusement, elle n'est pas admise par tout le monde et un certain nombre d'auteurs la nient, parmi lesquels *Sappey*, *Robin*, *Cadiat*, *Hermann*, etc.

En 1882, *Dubar* et *Rémy* (**6**), dans un mémoire publié dans le *Journal de l'Anatomie et de la Physiologie*, émettent l'opinion que les substances pulvérulentes introduites dans le péritoine pénètrent dans les lymphatiques par effraction des minces parois de ces vaisseaux. Pour expliquer l'absorption qui se manifeste principalement au niveau du diaphragme, il faut, disent-ils, évoquer la position superficielle des lymphatiques d'une part et d'autre part les mouvements de ce muscle. Lorsqu'il s'agit de liquides, l'absorption s'exerce facilement à travers les parois minces, qui séparent les lymphatiques de la cavité péritonéale et qui sont constituées dans certains points par deux simples couches épithéliales adossées. Quand il s'agit de poudres, les phénomènes de pénétration s'expliquent par la compression de ces particules entre la convexité du foie et la face concave du centre phrénique. Ces particules anguleuses n'ont pas besoin d'orifice pour traverser les cellules.

L'année suivante, *Grenet* (**10**) constate que le sang

injecté dans la cavité péritonéale est absorbé par les lymphatiques seuls et non par les capillaires sanguins.
Comme cet auteur ne fait que des injections de sang provenant d'animaux appartenant à des espèces différentes,
il remarque, en outre, que le ganglion arrête mécaniquement les globules dans toutes ses cavités, leur fait perdre
leur forme et les modifie considérablement.

En 1884, *Hayem* (**12**) recherche si le sang injecté dans
le péritoine est absorbé en nature, et s'il arrive dans la
circulation générale avec ses éléments propres. Il fait
pour cela des numérations de globules et constate que la
transfusion faite sur un animal détermine une pléthore
réelle. Le sang paraît donc absorbé en nature. Ce point
avait déjà été établi quatre ans auparavant par *Obalinski*, ainsi que nous l'avons vu dans le chapitre précédent.

Hayem montre en outre le rôle important des lymphatiques dans la résorption du sang de chien injecté dans
le péritoine du chevreau. On sait en effet, que les hématies
de ces deux espèces animales diffèrent notablement les
unes des autres, par les dimensions ; celles du chevreau
ont un diamètre moyen de ˙3μ5, et celles du chien d'environ 7μ. Il sera donc très facile de reconnaître la présence des hématies du chien au milieu de celles du
chevreau, dans la circulation générale, et de juger de
la résorption du sang épanché. Les globules rouges du
chevreau sont détruits presque immédiatement lorsqu'on les injecte dans le péritoine du chien, et le
sérum des animaux transfusés devient, au bout de peu
de temps, très fortement coloré par l'hémoglobine dis-

soute. Ce qui est assez remarquable, d'autre part, c'est que les globules du sang de chien, ne sont détruits que très lentement, injectés au chevreau et qu'on ne constate pas d'hémoglobinurie.

Les hématies de chien injectées dans le péritoine du chevreau ne sont donc pas immédiatement détruites.

L'auteur fit des injections intrapéritonéales de sang de chien sur le chevreau, et toutes les fois qu'il ne survint pas de péritonite, on trouva quelques heures après l'opération de nombreuses hématies de chien dans le sang de la circulation générale du chevreau.

« Trente heures environ après la transfusion, le sang de l'oreille renferme une assez forte proportion de globules rouges de chien. A ce moment, il est alors facile de reconnaître, dans la lymphe du canal thoracique et dans les vaisseaux sanguins du péritoine, de nombreux globules rouges du chien. Les ganglions lymphatiques placés sur le trajet des lymphatiques qui partent de la séreuse abdominale sont remplis et gonflés de sang de chien ; ils arrêtent probablement au passage une certaine quantité d'hématies étrangères, mais le contenu du canal thoracique montre clairement qu'ils sont loin de former une barrière infranchissable.

Les globules rouges du sang injecté s'étaient insinués entre tous les éléments de la séreuse, et quelques-uns, entiers ou fragmentés, avaient pénétré dans une partie des cellules migratrices et fixes du tissu conjonctif. Les vaisseaux sanguins du péritoine en contenaient en abondance ; il serait cependant prématuré d'en conclure qu'ils avaient pris une certaine part à leur absorption, car il existait des globules de chien dans tous les vaisseaux du corps du chevreau. »

§ II. — Moyen d'étude. — Fistule du canal thoracique.

Le procédé qui nous a paru réunir le plus d'avantages pour arriver à la connaissance du mécanisme de la résorption de l'hémorrhagie interne expérimentale est celui de la fistule du canal thoracique. Ce canal déverse, on le sait, dans le système veineux, la lymphe provenant des parois de la cavité abdominale. Le trajet, la disposition, et les rapports de ce vaisseau sont très variables. Il prend naissance au réservoir de Pecquet et se termine par l'abouchement dans le système veineux auprès du confluent de la veine jugulaire et de la veine sous clavière gauches.

Chez le chien, la citerne du chyle ou réservoir de Pecquet est énorme, de forme ovoïde, et se prolonge entre les piliers du diaphragme jusque dans la cavité thoracique. Le canal thoracique est généralement simple, de la grosseur d'une plume d'oie chez les très gros chiens, est situé du côté dorsal et à droite de l'aorte ; il se porte d'abord en avant · mais au niveau de la cinquième côte il croise les grands vaisseaux de la cavité thoracique, et se jette, à la hauteur du deuxiéme espace intercostal, dans la veine sous-clavière gauche. Dans son trajet thoracique, il reçoit entre autres branches, celles venant du diaphragme et qui sont particulièrement intéressantes, comme nous le verrons plus loin.

Parmi les variations que peut présenter le canal thoracique du chien, *Rudbeky* a signalé une bifurcation au-dessus du cœur, et une autre bifurcation dont les branches s'anastomosent plusieurs fois entre elles. *Swammerdam* et *Sténon* ont figuré des divisions anastomotiques nombreuses et irrégulières vers le milieu d'un canal simple à son point de départ. Les anciens auteurs ont indiqué et représenté des insertions doubles et triples de différentes formes. Enfin *Bilsius* a fait voir une arcade, ou plutôt un anneau très remarquable, à l'insertion du conduit, et à sa jonction du cou et des membres antérieurs.

Pour pratiquer la fistule du canal thoracique, nous nous adressons à un chien de forte taille, car la difficulté de l'opération tient souvent à l'introduction de la canule dans le canal aux minces parois, qu'est le canal thoracique.

Chez un animal en digestion, le canal gorgé de chyle apparaît avec une teinte franchement blanche qui le fait reconnaître facilement; néanmoins, dans nos expériences, nous avons préféré opérer sur l'animal à jeun, pour avoir la lymphe aussi pure que possible, et ne renfermant qu'un minimum de matières alimentaires provenant de l'absorption intestinale.

Le chien maintenu sur le dos dans la gouttière de Claude Bernard, est anesthésié avec le chloroforme. Les membres antérieurs sont fixés sur les côtés de la poitrine, la tête est portée en extension et légèrement tournée du côté droit de l'animal. Les poils sont coupés sur la région inférieure du cou, du côté gauche, jusqu'au voisinage du sternum. On sectionne la peau, le muscle peaucier et le tissu conjonctif sous-cutané, par une incision de 8 à 10 centimètres, oblique de bas en haut et de dedans en dehors, à partir du bord externe du sternum. L'interstice cellulaire qui sépare le mastoïdo-huméral du sterno-maxillaire apparaît alors bien délimité. C'est au fond de cet interstice que se trouve le canal thoracique. De nombreux et quelquefois volumineux vaisseaux viennent entraver la dissection, et il est nécessaire souvent de les sectionner, après en avoir pratiqué la double ligature. Dès lors, il est préférable, d'abandonner les instruments tranchants pour dilacérer les fibres conjonctives à l'aide d'un instrument mousse. La veine jugulaire est isolée et soulevée à l'aide d'un fil. Au cours de l'opération, on évitera très soigneusement la blessure des troncs brachial et cervical, amenant la lymphe du membre antérieur droit, de la moitié droite de la tête et du cou. Ces vaisseaux, ainsi que le canal thoracique, se présentent avec une teinte nacrée caractéristique, qui permet de les reconnaître assez facilement des tissus environnants. Leur recherche sera d'autant plus facile que l'on aura évité avec plus de soin les hémorrhagies qui tendent à venir obscurcir le champ opératoire.

L'abouchement du canal thoracique dans le système veineux se fait au niveau du confluent de la veine jugulaire et de la veine sous-clavière, mais d'une façon assez variable. C'est pourquoi il sera bon de faire, d'abord la ligature du tronc brachio-céphalique, puis celle du canal thoracique le plus près possible de son point d'abouchement. Quelques mouvements imprimés à la cage thoraci-

que de l'animal, en favorisant la circulation de la lymphe
amèneront la distension du canal au lieu de l'opération. Après avoir passé sous lui, une anse de fil épais et
incapable de le couper, on fait, à ses parois, une incision
en bec de flûte et l'on y introduit une fine canule taillée en
biseau que l'on maintient à demeure par une forte ligature.
On se servira avec avantage de la canule utilisée pour la
fistule du canal de Wharton et munie d'un mandrin, lequel
servira au besoin pour désagréger le caillot pouvant se former lorsque la fistule est établie déjà depuis un certain
temps.

Dans ces conditions, la lymphe s'écoule goutte à
goutte, mais d'une façon irrégulière : pendant huit à
dix secondes, les gouttes sont espacées; puis, subite-
ment, un petit flot de lymphe apparaît. Il y a coïnci-
dence parfaite entre la périodicité de cet écoulement
plus abondant, et les mouvements respiratoires (1). De
plus, il sera possible d'obtenir une quantité relativement
grande de lymphe en déterminant des mouvements vio-
lents du thorax et de l'abdomen, qui favoriseront la cir-
lation du liquide.

§ III — **Caractères de la lymphe du canal thoracique.**

La lymphe recueillie par ce procédé, est un liquide un
peu visqueux, légèrement opalescent et qui jouit d'une
coagulabilité très prononcée. Conservée pendant quelque

---

(1) Cette influence des mouvements respiratoires sur la circulation
lymphatique a d'ailleurs été mise en évidence déjà par Colin et,
plus récemment, par Camus (2 *bis*).

temps dans un récipient, elle se remplit d'une infinité de petits cristaux.

Pour voir au microscope, d'une façon nette, les différents éléments constitutifs de la lymphe, il est nécessaire de les colorer, au préalable, par certains réactifs. A cet effet, une goutte de lymphe est déposée et étalée sur une lame porte-objet. Par une agitation rapide à l'air, elle est évaporée, et ses éléments microscopiques fixés sur le verre. On rend cette fixation plus parfaite en faisant séjourner la préparation, pendant quelque temps, dans un mélange à parties égales d'alcool fort et d'éther. Cette dernière substance jouit de la propriété de dissoudre la matière grasse, qui se trouve toujours en quantité notable dans la lymphe du canal thoracique.

Au sortir de ce bain fixatif, on évapore le liquide qui recouvre la lymphe et on colore pendant quelques minutes, soit avec la thionine phéniquée de Nicolle, soit avec l'éosine-hématéine. On lave à l'eau, pour enlever l'excès de matière colorante et on examine au microscope.

Dans ces conditions, il est facile de voir les divers éléments constitutifs de la lymphe.

La lymphe du canal thoracique du chien renferme :

1° Des *petits lymphocytes*, ayant un diamètre légèrement inférieur à celui d'une hématie. Ce sont les éléments de beaucoup les plus nombreux.

2° Des *gros lymphocytes*, ayant un diamètre double et même triple des précédents. Leur nombre est plus restreint; on en trouve, à peu près, 1 pour 20 des précédents.

3° Des *lymphocytes intermédiaires*, de diamètre variant entre celui des premiers éléments et celui des seconds.

Les éléments de ces trois variétés sont globuleux mais assez uniformément colorés par la thionine phéniquée, pour qu'il soit impossible de distinguer le noyau du protoplasma.

Par le procédé de coloration hématéine-éosine, on peut plus facilement distinguer le noyau du protoplasma ; on constate alors, que chacun des éléments précédemment décrits est constitué d'un énorme noyau et d'une très mince couche de protoplasma.

4° Des *hématies*. Très rares, ces éléments apparaissent avec une teinte, jaune verdâtre dans les préparations colorées à la thionine phéniquée et rose par l'éosine.

5° Des *leucocytes mononucléaires*, qui ne se distinguent des gros lymphocytes que par un noyau moins volumineux.

6° Des *leucocytes polynucléaires*.

Ces dernières variétés d'éléments blancs sont très rares, et leur diamètre n'excède pas celui des gros lymphocytes.

§ IV. — **Passage des hématies à l'état libre, de la séreuse péritonéale dans le système lymphatique.**

Supposons donc établie une fistule du canal thoracique, suivant le manuel opératoire précédemment décrit. Nous recueillons la lymphe qui présente les caractères ci-dessus énoncés. Pour étudier le mécanisme de la résorption du sang épanché dans la cavité péritonéale, nous isolons l'artère carotide du même animal. Dans ce vaisseau, nous plaçons une canule pourvue d'un tube de caoutchouc, permettant d'établir le rapport avec l'appareil servant à injecter une quantité de sang, déterminée, dans la cavité péritonéale. Nous injectons 200 cc. de sang et nous pratiquons la ligature de l'artère.

A partir de ce moment, la lymphe qui s'écoule de la fistule sera très minutieusement examinée pour étudier les modifications qu'elle va subir.

Au bout d'une demi-heure environ, l'écoulement devient plus abondant, mais sans changer notablement de couleur. Pendant trois quarts d'heure, le liquide qui s'écoule de la fistule reste ainsi incolore, légèrement opalescent ; mais, au bout de ce temps, il devient faiblement rosé. La coloration s'accentue de plus en plus, et une heure après l'opération, la lymphe présente une coloration rouge très prononcée. Trois heures après, l'écoulement est très abondant ; il suffit d'imprimer de très légers mouvements aux membres antérieurs de l'animal, ou mieux, d'exercer une légère pression sur la paroi abdominale, pour voir augmenter très notablement le débit de la fistule. C'est alors qu'il est intéressant de se rendre compte de la cause de cette coloration. Il n'est pas douteux qu'elle est due à l'hémoglobine ; mais à quel état se trouve cette matière colorante ? Les globules ont-ils été dissous, ou bien sont-ils libres, ou bien encore phagocytés ?

L'examen microscopique nous apprend rapidement que ces globules sont libres, non altérés et morphologiquement normaux.

La fistule demeure installée pendant huit heures consécutives, sans que l'on voie survenir de modifications notables, dans le liquide qui s'en écoule. Pendant ce temps, une très grande quantité des globules rouges transfusés serait donc retournée dans le système veineux, par l'intermédiaire du canal thoracique.

N'ayant pas fait d'examens histologiques spéciaux du centre phrénique, nous ne pouvons nous prononcer sur la question des puits lymphatiques. Ce que nous pouvons dire toutefois, c'est qu'il existe des communications certaines, entre la séreuse et le système lymphatique ; on ne peut admettre, en effet, que les hématies traversent les parois des vaisseaux blancs, en les déchirant, comme les particules anguleuses employées par Dubar et Rémy, dans leurs expériences.

Il est très vraisemblable, que ces communications ne sont pas permanentes et que le passage des hématies dans le système lymphatique, s'effectue grâce à la pression exercée sur la masse sanguine extravasée. Les hématies passeraient en déplaçant les cellules migratrices, obstruant normalement les puits lymphatiques.

L'examen de la lymphe que charrie le canal thoracique, dans les heures qui suivent et jusqu'à la fin de la résorption ne montre pas de changements, d'une manière générale, si ce n'est l'augmentation progressive du nombre des hématies ; et l'on peut dire que le passage libre des hématies dans le canal thoracique est la règle.

Il était très difficile d'établir à demeure une fistule du canal thoracique, pour examiner ce qui se passe pendant les jours suivant la transfusion.

C'est par le simple examen de la lymphe du canal thoracique, isolé après la mort de l'animal, que nous avons comblé cette lacune.

A l'autopsie du chien, on trouvera facilement le canal thoracique, de la façon suivante. Le cadavre étant fixé sur le dos, on scie ou bien on coupe les côtes, le plus près possible, c'est-à-dire à quelques centimètres, de leur articulation avec le rachis. Il est prudent pour éviter la blessure du canal, dans la région avoisinant son confluent avec le système veineux, de respecter et de laisser intactes les deux premières côtes. La carène sternale et les extrémités des côtes sectionnées qui y adhèrent sont enlevées, laissant ainsi à découvert les viscères thoraciques.

C'est à gauche de l'aorte qu'il faut effectuer la dissection. A ce niveau, la plèvre est incisée et la graisse, toujours abondante en cette région enlevée. On aperçoit alors le canal thoracique, dans le sillon formé par le muscle long du cou et l'œsophage.

Une portion d'un ou de deux centimètres de longueur de ce canal est prise entre deux ligatures, après l'avoir gorgée de lymphe, en effectuant une légère pression sur les parties de ce canal situées en amont.

L'examen microcospique de cette lymphe montre toujours de nombreux globules rouges libres, la plupart normaux, quelques-uns crénelés.

Il est cependant des hématies qui ne passent pas, librement, de la séreuse péritonéale dans le système lymphatique. Elles y passent avec les globules blancs, qui se les sont incorporés.

§ V. — **Résorption phagocytaire des hématies d'un animal par les leucocytes du même animal.**

Dans un très intéressant travail sur la résorption des cellules, *Metchnikoff* (**17**) nous montre comment se fait la résorption des hématies d'oie, par les leucocytes du péritoine du cobaye. Peu de temps après l'injection, les leucocytes affluent dans le liquide péritonéal et commencent bientôt à englober les hématies. A cet effet, les mononucléaires poussent des prolongements protoplasmiques nombreux et très fins, qui accrochent les hématies et la phagocytose s'accomplit sur les hématies vivantes. Les leucocytes polynucléaires ne prennent qu'une part insignifiante à cette résorption. Trois ou quatre jours après l'injection, les leucocytes chargés d'hématies ou de leurs débris disparaissent du liquide péritonéal et on les retrouve en différents endroits de l'appareil circulatoire.

De nombreux auteurs, parmi lesquels *Preyer, Kœlliker, Virchow, Rouget*, avaient déjà signalé cette propriété que possède le globule blanc d'absorber les hématies. *Rouget* (**26**) en 1874, observa ces phénomènes sur un vigoureux têtard de *cultripes provincialis*, auquel il avait fait un traumatisme violent, déterminant une hémorrhagie interstitielle ; il trouva dans le foyer hémorrhagique des globules blancs volumineux, renfermant dans leur intérieur des globules rouges extravasés ayant conservé

tous leurs caractères de forme, de dimension et de couleur ;
identiques, en un mot, à ceux qui étaient encore libres.
Puis, la digestion se poursuivant, il ne reste plus de
l'hématie, qu'un dépôt de pigments hématiques, comme
résidu. Il constata de plus ces phénomènes de phagocytose
sur de jeunes têtards n'ayant pas été soumis à des lésions
traumatiques.

Nos recherches personnelles nous ont permis d'observer ces mêmes phénomènes de phagocytose des hématies
d'un animal par les leucocytes du même animal, le sujet
étant le chien.

Disons tout de suite, que ce procédé de résorption
des hématies injectées est tout à fait exceptionnel et que
le passage libre des hématies dans les voies lymphatiques,
par le centre phrénique, est au contraire le procédé
habituel. Nous avons bien des fois recherché dans la
lymphe du canal thoracique de nos animaux auto-trans-
fusés ces hématies phagocytées, et nous n'en avons ren-
contré qu'une seule fois, c'est dans l'expérience 21.

Il s'agit d'un chien âgé de 4 ans et pesant 6 kilogr. ;
dans le péritoine duquel, on a fait passer 100 c.c. de son
propre sang carotidien. Le sacrifice et l'autopsie ont lieu
42 heures après l'opération. A l'ouverture de la cavité
abdominale, on ne retrouve plus qu'une quantité insignifiante de sang transfusé, et quelques petits caillots de
la grosseur d'un pois.

L'examen microscopique de la lymphe, que charrie le
canal thoracique, est fort intéressant et révèle les parti-
cularités suivantes :

Au milieu des nombreux lymphocytes de toutes dimensions, qui constituent l'élément prédominant de nos préparations, on rencontre, çà et là, de nombreux amas de leucocytes et d'hématies. Par la thionine phéniquée, celles-ci apparaissent colorées en vert, ceux-là, en violet, de sorte qu'il est très facile de les distinguer les unes des autres. En examinant plus attentivement, il est possible de reconnaître, que le ou les leucocytes des amas possèdent de nombreux prolongements protoplasmiques, poussés entre les hématies, plus ou moins altérées ; prolongements qui expliquent ainsi l'adhérence de ces divers éléments.

Il existe bien quelques hématies libres, mais la plupart d'entre elles sont très faiblement colorées, alors que les hématies des amas sont très fortement colorées en vert.

Les leucocytes ainsi agglomérés, avec les globules rouges, sont de toutes les variétés : lymphocytes, mononucléaires et polynucléaires. Dans les amas, de nombreuses hématies paraissent être incorporées dans la masse des mononucléaires, mais étant donné qu'on en trouve aussi en dehors, à droite et à gauche, on peut se demander s'il ne s'agit pas d'une simple superposition des éléments. Le maniement de la vis micrométrique montre avec la plus grande netteté qu'ils sont sur le même plan. Ils sont donc bien phagocytés.

En dehors de ces agglomérations d'éléments, on constate que les polynucléaires sont ici plus nombreux que dans les préparations de lymphe ordinaire.

Les mononucléaires aussi sont en nombre plus considérable ; on en trouve de libres et d'autres qui sont accolés à de nombreux globules rouges. Les plus intéres-

sants, possèdent dans leur intérieur un nombre variable
d'hématies, ne présentant pas toutes les mêmes dimensions, ni les mêmes formes; la plupart, cependant, sont parfaitement sphériques. Les hématies ainsi phagocytées se
laissent très bien colorer en vert par la thionine phéniquée.
Il en est quelques-unes, cependant, qui ne prennent pas la
matière colorante, et qui se présentent sous l'aspect d'un
petit cercle incolore, à contours très nets au milieu de
la masse colorée du globule. Il est vraisemblable que
nous nous trouvons en présence, dans ce cas, d'une va-
cuole résultant de la digestion de la masse d'un ou de
plusieurs globules rouges.

Il n'est pas rare de trouver huit à dix globules rouges dans le corps d'un mononucléaire, qui semble ainsi
bourré par ces éléments, et dont le protoplasme est réduit
à un très faible volume.

Ce sont surtout les mononucléaires, éléments ma-
crophages de Metchnikoff, qui renferment des hématies
phagocytées ; mais on trouve aussi quelques polynucléaires ayant contribué à la phagocytose.

Le liquide contenu dans le péritoine du même animal,
examiné au moment du sacrifice, laisse voir au microscope, de nombreuses hématies libres et non altérées.

Les polynucléaires sont très abondants, mais ce
qui frappe le plus, c'est l'existence de cellules géantes,
pouvant avoir six à huit fois le diamètre d'une
hématie, renfermant de très nombreuses vacuoles, et
ayant tous les caractères d'un gros leucocyte mononucléaire. Il nous semble vraisemblable que ces vacuoles
résultent de la digestion de nombreuses hématies. De

tels éléments sont incapables, nous semble-t-il, de repasser dans le système circulatoire ; c'est pourquoi nous ne les avons pas retrouvés dans la lymphe du canal thoracique.

De nombreux filaments protoplasmiques, paraissant résulter de la désagrégation de ces éléments, sillonnent les préparations.

En résumé,

L'établissement de la fistule du canal thoracique sur un animal présentant une hémorrhagie interne et l'examen de la lymphe que charrie ce canal permettent de constater :

1° Qu'un très grand nombre d'hématies extravasées retourne, à l'état libre, dans l'appareil circulatoire par la voie du canal thoracique ;

2° Que ce retour commence très rapidement, puisqu'au bout de trois quarts d'heure seulement, leur nombre est suffisant pour colorer très fortement en rouge la lymphe de ce canal ;

3° Que les hématies réintégrant ainsi le système sanguin ont un aspect normal ;

4° Qu'un petit nombre, cependant, est susceptible d'être phagocyté et ne retourne dans le torrent circulatoire, qu'au sein des leucocytes mononucléaires et polynucléaires, mais surtout des premiers, qui se les sont incorporés ;

5° Qu'il existe des communications certaines entre la séreuse péritonéale et le système lymphatique.

CHAPITRE III

Sur les modifications de la résistance globulaire du sang injecté dans le péritoine.

§ I. — De la résistance au laquage.

Les hématies ou globules rouges sont composés d'une trame organique extrêmement pâle, transparente et molle, qu'on appelle *le stroma* et d'une substance colorante rouge, *l'hémoglobine*, qui imprègne le stroma de la même façon qu'un liquide imbibe une éponge.

La matière colorante du sang, bien que soluble dans le plasma, n'y est cependant pas normalement dissoute ; elle est fixée sur le globule à la façon d'une teinture et assez solidement pour que le plasma n'en contienne pas trace en solution.

Dans nombre de cas pathologiques, cette union des globules et de la matière colorante peut être détruite, et les cliniciens ont depuis longtemps observé qu'assez souvent le sérum de la saignée est fortement teinté en rouge.

La physiologie dispose d'un certain nombre de moyens, pour faire passer l'hémoglobine du globule en solution dans le plasma. Il suffit, par exemple, d'additionner simplement le sang de quelques volumes d'eau distillée ou bien encore d'y ajouter, par petites portions, de l'éther tout en agitant le mélange, ou bien enfin de refroidir le sang jusqu'à congélation et de le réchauffer brusquement, pour obtenir ce résultat.

De ces trois procédés, celui de l'eau distillée nous intéresse plus particulièrement et il est important de savoir que l'eau distillée peut dissoudre la matière colorante des globules. On donne à ce phénomène le nom de *laquage* du sang.

Le plasma sanguin, qui pourtant contient plus des neuf dixièmes de son poids d'eau, ne provoque pas la dissolution des globules car il renferme des sels en solution. Si, en effet, nous ajoutons à l'eau distillée une quantité de chlorure de sodium, dans la proportion de 8 à 10 grammes pour 1000, nous n'observons plus cette diffusion de l'hémoglobine. On donne à cette solution conservatrice nom de *sérum physiologique* et personne n'ignore plus aujourd'hui les services, qu'elle est susceptible de rendre en thérapeutique, lorsqu'on l'injecte dans les vaisseaux ou même sous la peau.

Ainsi donc, une solution de sel marin à 8 ou 10 pour 1000 n'altère pas les globules sanguins, tandis que l'eau distillée les dissout. Il résulte de ce fait que, si nous traitons un échantillon de sang donné, par une série de solutions dont le titre en sel ira progressivement de 0 à 10 pour 1000, nous verrons tous les intermédiaires entre

la diffusion complète de l'hémoglobine et la diffusion
nulle. La solution saline la plus diluée, dans laquelle
tous les globules sanguins conservent encore leur matière colorante, a été appelée *solution isotonique* par Hamburger.

Le titre de cette solution varie naturellement avec la
résistance des globules. S'agit-il de globules bien vivants
et fixant fortement leur matière colorante, la diffusion
n'aura lieu qu'avec une solution de très faible concentration ; s'agit-il au contraire de globules retenant mal
leur hémoglobine, la diffusion se produira déjà avec
une solution assez concentrée.

On conçoit donc qu'il y ait là, par la façon de se com-
porter des globules vis-à-vis des solutions salines, une
méthode d'évaluation de leur résistance.

§ II — Historique.

Déjà en 1867, *Johan Duncan* **(7)** constate que les
globules sanguins d'un individu chlorotique perdent leur
hémoglobine, dans une solution saline, sans action aucune sur les hématies du sang provenant d'un individu
normal.

En 1873 et 1874, *Malassez* **(14, 15)** fait une constatation analogue avec le sang des cancéreux et des tuberculeux ; au contraire, dans l'anémie saturnine, il remarque
que les globules rouges sont doués d'une résistance remarquable. Il imagine alors **(16)** un procédé d'évaluation de
la résistance des globules, consistant à faire des numérations successives et à intervalles de temps déterminés

d'un mélange de sang et de solution saline très diluée et à titre constant. La série des chiffres obtenus par les numérations successives va baissant de plus en plus, et plus ou moins rapidement suivant que les globules sont plus ou moins altérables. Ces chiffres permettent en outre d'établir un tracé, qui, tout en donnant la courbe de destruction des globules, renseigne sur leur résistance.

Successivement, en 1879, *Hayem* (**12** *bis*) et *Renaut* (**25**) signalent la différence de vulnérabilité des globules rouges provenant de grenouilles normales ou de grenouilles ayant subi de graves hémorragies.

Ce n'est toutefois qu'en 1880, qu'apparaît le premier travail ayant pour but de déterminer systématiquement la résistance globulaire, dans diverses conditions. Il est fait par Chanel (**3**) sous la direction de Lépine. Pour apprécier la résistance des globules, Chanel se sert de trois solutions de sulfate de soude, de concentrations variables, dans lesquelles il dépose la même quantité de sang. La première de ces solutions est le sérum artificiel de Grancher, qui renferme 1 partie de sulfate de soude pour 40 parties d'eau. La seconde renferme 1 partie de sel pour 80 d'eau et la troisième 1 partie de sel et 120 d'eau.

Dans la première, les globules rouges ne sont pas détruits, alors que dans les autres ils le sont d'une façon variable avec leur résistance. On peut donc établir un pourcentage représentant la destruction globulaire et permettant d'évaluer la résistance globulaire de l'échantillon de sang examiné.

A l'aide de ce procédé, Chanel constate la diminution

de la résistance globulaire, dans un grand nombre d'états pathologiques (phthisie, rhumatisme) et au contraire une augmentation, dans l'ictère.

Qu'il s'agisse du procédé de *Malassez* ou de celui employé par *Chanel*, le principe de l'évaluation de la résistance globulaire reste le même et repose sur la numération des hématies non détruites.

En 1883, *Hamburger* (**11**) est amené à étudier l'influence des solutions salines sur le globule rouge, par les travaux de *Hugo de Vries* sur la cellule végétale. La question de la résistance globulaire entre dès lors dans une voie nouvelle. Le procédé qu'il préconise, pour déterminer la résistance globulaire, consiste dans la recherche de la solution dite « isotonique », que nous avons définie plus haut.

Un certain nombre de tubes à réaction sont remplis d'un volume à peu près égal (14 cc.) de solutions de chlorure de sodium, qui diffèrent en concentration, l'une de l'autre, de 0,01 %. On ajoute à chacun d'eux quatre gouttes de sang défibriné, on agite doucement le mélange et on laisse les globules sanguins se déposer jusqu'à ce qu'on ait obtenu une couche d'environ un centimètre de hauteur, entièrement dépourvue de globules rouges. Par transparence, il est facile de déterminer ainsi la solution saline de concentration minima, dans laquelle le liquide est resté parfaitement incolore : c'est la *solution isotonique*.

Cette solution n'est pas identique pour toutes les espèces animales, elle varie même avec les individus.

Nous n'entreprendrons pas de donner ici la bibliogra-

phie de toutes les recherches exécutées, par les nombreux expérimentateurs, qui ont abordé cette étude en
suivant la technique de Hamburger, plus ou moins modifiée. Le lecteur la trouvera complète dans un travail
de *Fulloni* (**8**) et fort bien résumée dans la thèse de
Vast (**30**).

Nous n'arrêterons notre attention que sur le procédé
de *Mosso* (**17** *bis*), qui étudie la résistance des globules en recherchant, non seulement la solution isotonique, c'est-à-dire celle à partir de laquelle commence la diffusion de l'hémoglobine, mais encore, en
fixant celle à partir de laquelle la dissolution des globules est complète. Il détermine donc à la fois la résistance *minima* et la résistance *maxima* des globules.

Quelques années plus tard, *Gallerani* (**9**) emploie cette
même méthode, recherche le titre de la solution dans
laquelle l'hémoglobine commence à se dissoudre, puis
celui de la solution où la diffusion est complète et détermine en outre le pourcentage de l'hémoglobine diffusée
dans les tubes intermédiaires. Il utilise pour cela l'hémomètre de Fleischl.

En 1897, *Vaquez* (**28**) montre l'importance de l'asepsie
pour les déterminations isotoniques de longue durée.
Avec de l'eau de mer à 8 p. 1000, stérile, on a un excellent liquide conservateur des globules ; au bout d'un
mois, le liquide est à peine teinté par l'hémoglobine et
les globules sont retrouvés intacts. Avec ce même
liquide non stérile, les globules laissent diffuser lentement leur matière colorante, et au bout du même temps,
présentent des altérations considérables.

L'année suivante, le même auteur (**29**) accuse d'insuffisance les méthodes propres à évaluer la résistance des globules et emploie le procédé suivant, dans le but de déterminer « l'hématolyse » quantitative et qualitative.

Il se sert d'une série de solutions s'étendant de 2,2 à 6,2 de chlorure de sodium pour 1000. D'abord, il détermine le chiffre correspondant au titre de la solution, dans laquelle le sang en expérience est détruit en totalité. Ce chiffre représente, pour lui, le 0 de l'échelle hématolytique. C'est la résistance maxima de Mosso. A cette étude de « l'hématolyse » quantitative, il joint celle de l'hématolyse qualitative, en examinant les solutions situées entre le 0 de l'échelle hématolytique et la solution isotonique, c'est-à-dire celle où l'hématolyse s'arrête. Les solutions stériles sont laissées au repos pendant 6 heures, et au bout de ce temps, on procède à la numération des globules dans chacun des tubes. Avec les chiffres obtenus, on dresse la courbe du processus hématolytique.

En 1899, *Lapicque* et *Vast* (**30**) étudiant l'action de la toluylène-diamine sur les globules rouges du sang, recherchent les modifications que cette substance fait subir aux globules, relativement à leur résistance globulaire.

Le procédé qu'ils emploient (**13**), consiste à déterminer par la colorimétrie, la courbe de dissolution de l'hémoglobine entre la résistance maxima et la résistance minima, dans une série de solutions intermédiaires. Gallerani avait déjà fait une tentative dans ce sens, au moyen de l'hémomètre de Fleischl. Lapicque et Vast se servent du colorimètre de Dubosq et apportent deux modifications très heureuses aux procédés précédents. C'est d'abord, l'usage de solutions oxalatées qui, en décalcifiant le sang, empêchent la formation des caillots pouvant se produire au sein de la solution saline employée ; c'est ensuite, l'emploi de la machine à centrifuger, qui, accélérant le dépôt des globules, permet d'opérer très vite et de se mettre ainsi à l'abri des interventions microbiennes.

L'addition d'une très faible quantité d'oxalate de soude ou de potasse (1 à 2 $^{o}/_{oo}$) suffit, en effet, pour empêcher la coagulation du sang, mais il convient de faire remarquer que cette addition modifie sensiblement le titre des solutions, au point de vue de l'isotonie, et qu'il est très important d'en tenir compte. A ce sujet, Hamburger a montré qu'il était possible d'obtenir des solutions isotoniques avec différents sels et établit, par exemple, que les solutions de chlorure de sodium à 5,85 $^{o}/_{oo}$ et d'oxalate de potase à 12,45 $^{o}/_{oo}$ étaient isotoniques. Il est donc possible de faire la substitution d'une certaine quantité de chlorure de sodium par de l'oxalate de potasse, sans changer le titre de ces solutions, que l'on pourra continuer d'évaluer, pour la simplicité de l'écriture, en chlorure de sodium (quantité correspondante). Le liquide que l'on obtient ainsi aura au moins l'avantage d'éviter les phénomènes de coagulation, qui seraient fort gênants pour l'estimation des résultats.

Vast prépare ainsi une série de solutions dont les titres correspondent en chlorure de sodium à 2,2 — 3 — 3,4 — 3,8 — 4,2 — 4,6 — 5 $^{o}/_{oo}$. A 10 centimètres cubes de chacune d'elles, il ajoute 1 cc. du sang en expérience

et agite immédiatement le mélange. Pour activer le
dépôt des globules, les solutions sont centrifugées. On
procède alors aux dosages colorimétriques.

Il s'agit de déterminer le pourcentage de l'hémoglobine diffusée ; c'est-à-dire, la quantité d'hémoglobine qui
colore le liquide transparent,au fond duquel se sont dépo-
sés les globules, par rapport, à la quantité totale d'hémoglobine contenue dans le tube. Pour chaque solution, il
faut donc faire deux lectures au colorimètre : la première,
avec l'hémoglobine dissoute dans le liquide, qui, après
centrifugation, se tient au-dessus du dépôt des globules ;
la seconde, avec l'hémoglobine totale de la solution, com-
prenant celle qui est dissoute, plus celle qui est restée
dans les globules.

Pour la détermination de cette deuxième lecture, on
réunit le liquide qui a servi à la première lecture, aux
globules du dépôt ; on dilue, d'une quantité égale au
double, avec de l'eau distillée et le laquage est complet.

On connaît de la sorte la quantité de l'hémoglobine
diffusée, par rapport à la quantité d'hémoglobine totale.

En rapportant celle-ci à 100 on aura pour la première
une valeur qui servira à la construction de la courbe du
phénomène hématolytique avec les différentes solutions.

§ III. — **Procédé de détermination de la résistance au laquage.**

C'est le procédé de Lapicque et Vast que nous avons
employé, sans le modifier sensiblement, pour la déter-

mination de nos résistances globulaires. Voici comment nous opérons.

Une solution mère, qui servira par dilution, à préparer toutes les autres, est obtenue en mélangeant parties égales d'une solution de chlorure de sodium chimiquement pur à 5 pour 1000 et d'une solution d'oxalate de potassium ($C^2O^4K^2$) chimiquement pur, à 10,64 pour 1000.

Ce mélange correspond pour l'isotonie, à la solution de chlorure de sodium à 5 pour 1000 (Hamburger).

A l'aide de cette solution, nous préparons une série de solutions de concentration de plus en plus faible et échelonnées, de telle façon, que chacune d'elles diffère de la précédente par 0 gr.4 de sel, pour 1000.

Nous obtenons ces solutions, en prenant les proportions suivantes de solution mère et d'eau distillée.

Titre de la solution en NaCl	Solution mère	Eau distillée
4,6 °/oo	460 cc.	40 cc.
4,2 »	420 »	80 »
3,8 »	380 »	120 »
3,4 »	340 »	160 »
3 »	300 »	200 »
2,6 »	260 »	240 »

D'autre part, huit tubes de verre épais pouvant être placés dans la machine à centrifuger de Rühne, jaugés à 10 et à 11 centimètres cubes, contiennent 10 centimètres cubes de chacune des solutions précédentes, qui vont servir à éprouver la résistance des globules.

On recueille alors un échantillon de sang. A cet effet, le chien en expérience est fixé sur la table de Jolyet et on isole l'artère carotide, sur une longueur de 5 à 6 centimètres ; une ligature est posée sur le bout périphérique de l'artère et une pince de Claude Bernard, placée sur le bout central. Par une incision en bec de flûte des parois artérielles, on introduit une canule de verre parfaitement sèche, de manière à éviter la destruction globulaire possible, si quelques gouttes d'eau mouillaient la paroi interne de cette canule.

D'un autre côté, on a préparé une série de seringues fort rudimentaires et faites de la façon suivante : un tube de verre de 20 centimètres de longueur et d'environ 5 millimètres de diamètre intérieur, terminé à l'une de ses extrémités par une partie effilée, constitue le corps de pompe ; le piston est formé par un bouchon d'ouate hydrophile et la tige du piston est simplement faite d'un fil de fer, un peu résistant et recourbé de manière à retenir l'ouate formant piston. On aspire un centimètre cube d'eau et l'on masque d'un trait de lime le niveau d'affleurement du liquide.

Nous avons de la sorte un appareil très simple et gradué, qu'il est facile de reproduire et d'avoir en nombre suffisant pour en posséder toujours de parfaitement propres et secs au moment de s'en servir.

On laisse au tube de verre une grande longueur, de façon à ce que le tampon d'ouate puisse se déplacer et fonctionner comme piston, sans prendre contact avec le sang que l'on répartit dans les différents tubes à essais.

Avant d'opérer la distribution, on imbibe légèrement le piston avec une petite quantité de sang, prélevée à part. Cet échantillon sera ensuite laqué avec de l'eau distillée et nous servira d'étalon pour le colorimètre.

En enlevant la pince placée sur le bout central de l'artère, nous recueillons environ 15 centimètres cubes de sang carotidien, que nous distribuons rapidement dans les différents tubes, à raison d'un centimètre cube pour chacun. Nous tâchons de faire cette distribution aussi régulière que possible, bien que cela n'ait qu'une importance secondaire. Nous n'effectuerons pas, dans la suite, le dosage absolu de l'hémoglobine, mais seulement le dosage relatif de la quantité diffusée, par rapport à la quantité d'hémoglobine totale.

Aussitôt la répartition, dans les différents tubes, effectuée, on agite modérément le mélange. Il y a lieu de ne pas perdre de temps, pour cela, car le sang du chien se coagule vite et même au sein d'une solution oxalatée, la coagulation serait rapide, si l'on ne prenait cette précaution d'agiter.

Chacun des tubes à essais est alors repris et retourné huit à dix fois, afin de favoriser l'action dissolvante de la solution sur les hématies ; puis, il est placé dans la machine à centrifuger. Au bout de quelques minutes, il s'est formé un dépôt plus ou moins abondant, suivant le titre de la solution, et le liquide situé au-dessus, toujours parfaitement transparent, présente une teinte variable.

C'est l'intensité de cette coloration que nous apprécions à l'aide du colorimètre de Dubosq.

Dans l'un des godets de cet appareil, nous plaçons le sang laqué, préparé au début de l'opération et nous enfonçons le plongeur de façon à obtenir une teinte rose assez pâle, qui nous servira d'étalon.

Dans l'autre godet, nous versons avec précaution le liquide situé au-dessus du dépôt de globules, et nous déterminons très exactement l'épaisseur de liquide correspondant à l'étalon. Soit a cette épaisseur.

Une fois cette lecture faite, nous remettons le liquide, qui a servi à la faire, dans le tube d'où il provenait et nous ajoutons à ce même tube une quantité d'eau distillée, exactement égale au volume total, dépôt et liquide. Ce faisant, et en agitant, on provoque le laquage complet des globules du dépôt ; toute l'hémoglobine des hématies passe ainsi en solution. On détermine à nouveau l'épaisseur de ce liquide correspondant à l'étalon primitif. Soit b le chiffre de cette seconde lecture ; $\frac{b}{2}$ représente le chiffre réel en tenant compte de la dilution opérée au préalable.

Le rapport de a à $\frac{b}{2}$, nous donne la quantité relative d'hémoglobine diffusée et en rapportant $\frac{b}{2}$ à 100, a représente la quantité p. 100 de l'hémoglobine diffusée dans la solution examinée.

On fait le même calcul pour chacune des autres solutions.

Les chiffres ainsi trouvés portés en ordonnée, le titre des solutions étant porté en abcisse, nous obtenons les différents points d'une courbe, qu'il est facile de construire et qui représente le processus de la destruction globulaire, par les différentes solutions salines employées. Cette courbe est représentative de la résistance globulaire.

§ IV. — Résistance globulaire du sang dans différentes conditions physiologiques.

Le problème que nous nous sommes posé, consiste à savoir si les globules qui séjournent dans la cavité abdominale d'un animal et qui, nous l'avons vu, ne subissent pas de modification morphologique, sont altérés au point de vue de leur résistance au laquage.

A cet effet, un échantillon du sang transfusé est prélevé au moment de l'opération et sert à la détermination de la courbe de la résistance globulaire initiale. Les animaux d'expériences sont ensuite sacrifiés, au bout d'un certain nombre d'heures variable pour chacun et un échantillon du sang injecté est recueilli dans le péritoine pour effectuer une deuxième détermination de la résistance globulaire. Les résultats permettent de construire une seconde courbe et la comparaison des courbes ainsi établies dans ces deux épreuves, montre les modifications de la résistance au laquage.

Lorsqu'on ouvre la cavité abdominale d'un animal qui a reçu dans son péritoine une injection de sang carotidien, il est facile de constater qu'au bout de peu de temps la coloration rouge vermeil primitive, n'existe plus et que le sang a toutes les apparences du sang veineux ; il est d'un rouge foncé, presque noir. Ce changement important dans les caractères physiques du sang ne s'accompagne-t-il pas déjà d'une modification de la résistance globulaire ?

Il importait, avant toute autre détermination, d'élucider ce premier point et d'étudier les différences qui peuvent exister entre les courbes de l'hématolyse par les solutions salines, du sang artériel et du sang veineux. Nous nous sommes adressé, pour cela, au sang carotidien et au sang jugulaire du même sujet, chez le chien.

Sur trois sujets (expériences 35, 36, 37), deux chiens et une chienne, nous prélevons simultanément un échantillon de sang carotidien et un autre de sang jugulaire; échantillons, que nous soumettons immédiatement à l'épreuve de l'hématolyse par les solutions salines.

Les courbes obtenues dans ces conditions se confondent dans l'expérience 35 *(fig. 2)*, sont presque identiques dans l'expérience 37 *(fig. 4)* et ne présentent qu'une différence très légère dans l'expérience 36 *(fig. 3)*. Les écarts obtenus rentrent tout à fait dans l'ordre de grandeur des erreurs de lecture et nous devons considérer *qu'il n'existe pas de différence appréciable, dans les courbes représentatives du phénomène hématolytique, exercé par les solutions salines et évalué, par le dosage*

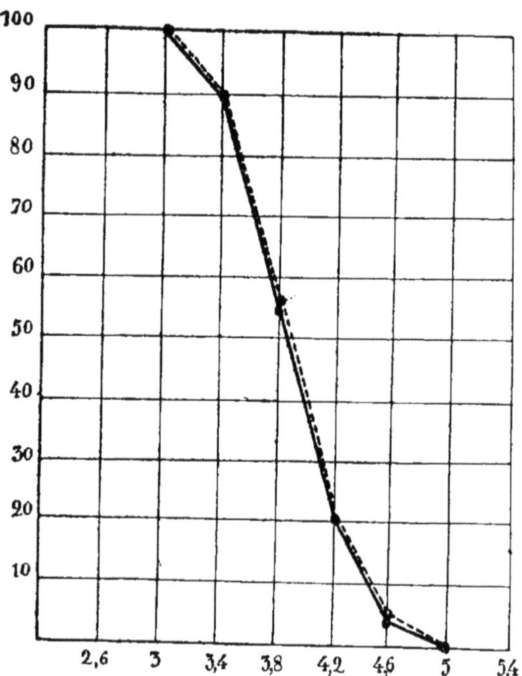

Fig. 2. — *Courbes de la résistance globulaire du sang carotidien et du sang iugulaire du même animal.* (Expérience 25).

——— Sang carotidien ;
- - - - - sang jugulaire.

En abcisse, le titre ⁰/₀₀ de la solution saline employée ; en ordonnée, la quantité ⁰/₀ d'hémoglobine diffusée.

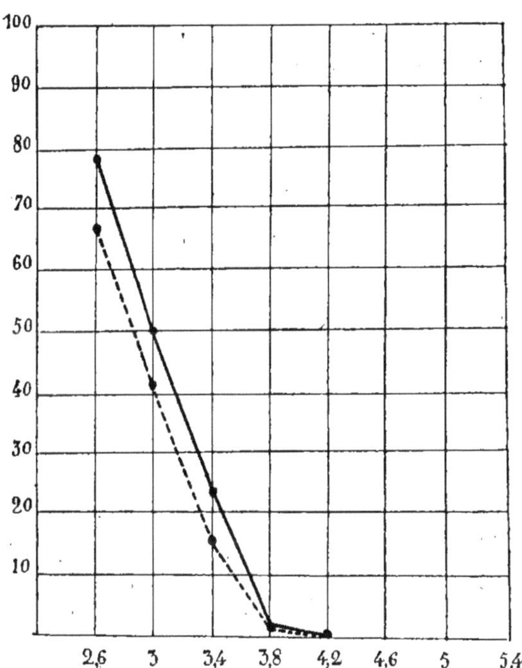

Fig. 3. — *Id.* (Expérience 36).

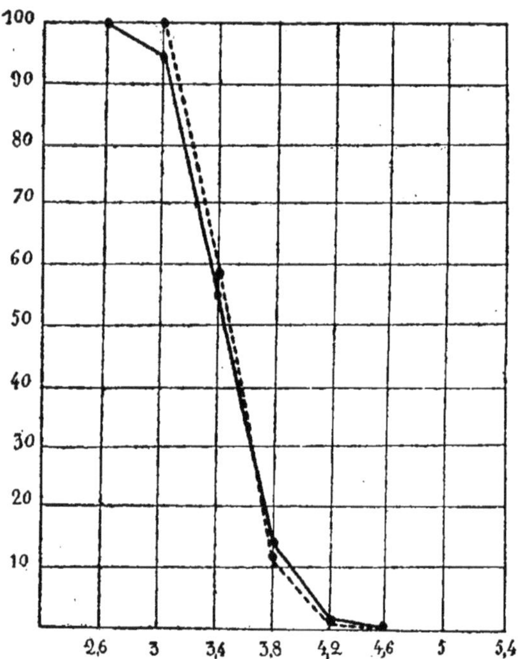

Fig. 4. — *Id.* (Expérience 37).

de l'hémoglobine diffusée, entre le sang carotidien et le sang jugulaire d'un même animal.

Nous spécifions bien sang carotidien et sang jugulaire, et nous nous gardons de généraliser en disant : sang artériel et veineux, car il nous paraît évident, à priori, que le passage du sang dans certaines viscères et principalement dans ceux préposés aux fonctions hématopoiétiques, doive entraîner d'importantes modifications dans la résistance globulaire. Cette question, que nous nous proposons d'aborder ultérieurement, dans un autre travail, nous semble en effet d'un assez grand intérêt.

La connaissance du fait précédemment établi est importante ; elle nous montre que la perte d'oxygène que subit le sang, en séjournant dans la séreuse péritonéale, et que sa transformation, (qu'on nous permette les expressions),« de sang artériel en sang veineux », n'est pas une cause de modification de sa résistance au laquage.

L'examen des courbes obtenues, dans ces trois expériences devait attirer notre attention sur un autre point. Il ne s'agit plus, cette fois, de comparaison entre le sang artériel et veineux du même sujet, mais bien de la comparaison entre les courbes générales de la résistance globulaire du sang, chez les trois sujets utilisés pour nos recherches.

Les courbes représentant la résistance globulaire de ces sujets, ne sont pas superposables ; autrement dit, la résistance globulaire n'est pas identique chez les trois individus de la même espèce. Cela ne devait pas nous étonner outre mesure, car de nombreux auteurs ont déjà constaté que des variations tenant, non seulement à l'espèce mais encore à l'individu, étaient la règle.

Par contre ce qui était nouveau d'observer, c'était la variation dans l'allure générale de la courbe.

Pour les expériences 35 et 37 *(fig. 2 et 4)*, en effet, cette forme générale est la même et la seule différence consiste simplement en un déplacement parallèle, vers la droite ou vers la gauche. La même proportionnalité existe dans les différentes quantités d'hémoglobine diffusée, vis-à-vis des diverses solutions, comparées les unes aux autres.

Au contraire, la courbe de la résistance globulaire du sang provenant de l'animal 36 *(fig. 3)*, n'a plus la même allure générale et est beaucoup plus inclinée que les précédentes sur la ligne des abcisses. Le point limite où commence la destruction des hématies, n'est pas déplacé par rapport aux deux autres animaux, mais la courbe est tellement inclinée, que sa partie supérieure nous manque, une partie notable de l'hémoglobine échappant à la diffusion pour notre solution la plus concentrée.

Or, nos animaux ont tous été reconnus sains à l'autopsie ; on ne pouvait, par conséquent pas, invoquer une influence pathologique quelconque. La seule modification dans les conditions physiologiques est relative *à l'âge*.

L'animal de l'expérience 36 *(fig. 3)*, est âgé seulement de quelques mois, alors que les animaux des expériences 35 et 37 *(fig. 2 et 4)*, sont adultes. Pour savoir, si telle était bien la raison de la différence dans les résultats obtenus, nous avons mis à profit l'occasion qui nous était

fournie d'avoir à notre disposition une portée de très
jeunes chiens.

Sur l'un de ceux-ci, âgé seulement de *3 jours* (expérience 38 (*fig.* 5), nous faisons une première évaluation
de la courbe de la résistance globulaire.

Deux jours après, nous faisons la même détermination
pour un autre animal de la même portée et âgé par conséquent de *5 jours* (expérience 39) (*fig.* 6).

Enfin, nous effectuons une troisième évaluation du
même genre sur un chien âgé seulement de *12 jours* (expérience 40) (*fig.* 7).

Les résultats fournis par ces trois expériences concordent pleinement avec ceux fournis par l'expérience 36,
c'est-à-dire que chez les très jeunes sujets la courbe du
processus hématolytique est beaucoup plus inclinée que
chez les adultes. On peut encore traduire cela en disant
que les résistances maxima et minima sont très éloignées l'une de l'autre, ou bien que le sang des très jeunes
chiens renferme des globules très altérables et d'autres
infiniment plus résistants.

Restait à étudier l'allure de la courbe chez les animaux *très âgés*. Cette courbe déjà déterminée au cours
des expériences 13 et 24 (*fig. 8 et 9*) ne nous avait
rien montré de particulier.

Comme contrôle, nous effectuons une autre expérience
et nous choisissons pour cela, un animal authentiquement
très âgé, mais néanmoins bien portant (expérience 41)
(*fig. 10*). L'examen minutieux de l'animal sur pied, ne
permet de reconnaître aucune maladie ; toutes les fonctions s'accomplissent régulièrement, la température rectale est de 38°7.

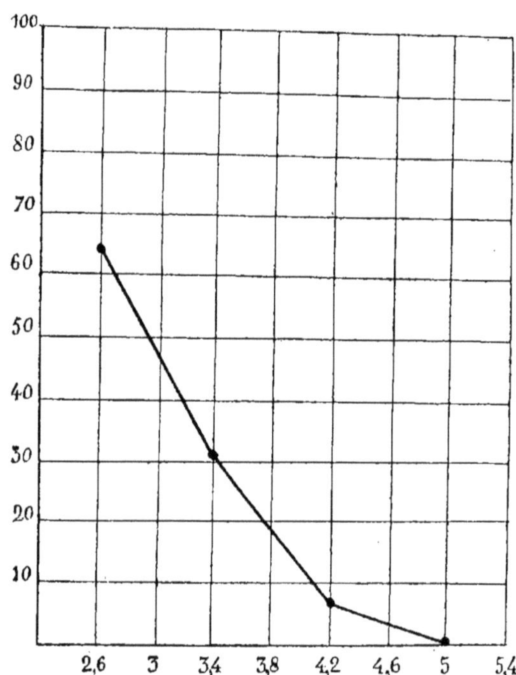

Fig. 5. — *Courbe de la résistance globulaire du sang chez un jeune chien de 3 jours. (Expérience 38).*

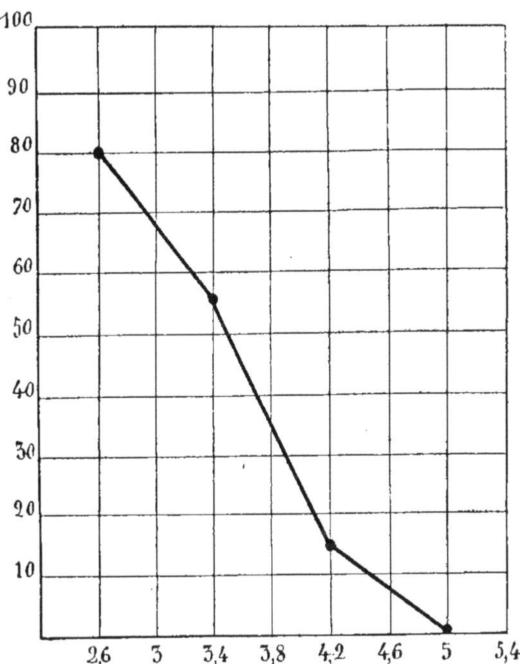

Fig. 6. — *Courbe de la résistance globulaire du sang chez un jeune chien de 5 jours.* (Expérience 39).

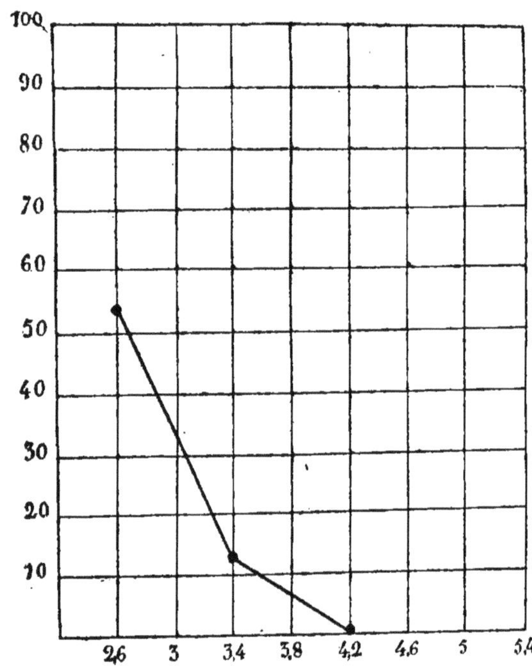

Fig. 7. — *Courbe de la résistance globulaire du sang chez un jeune chien de 12 jours* (Expérience 40).

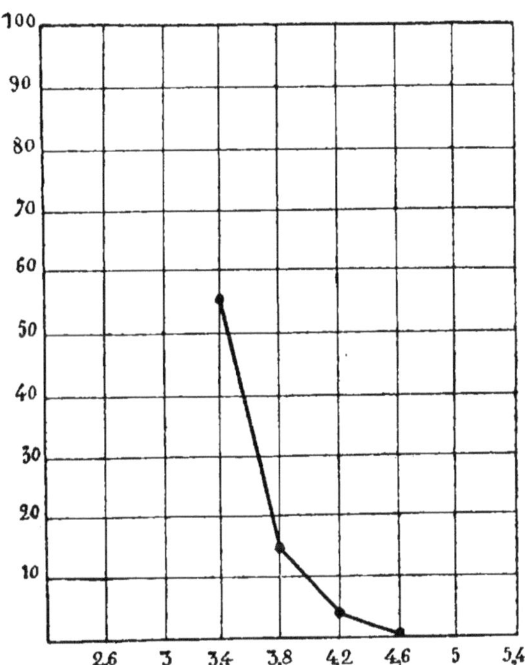

Fig. 8. — *Courbe de la résistance globulaire du sang chez une chienne très âgée* (Expérience 13).

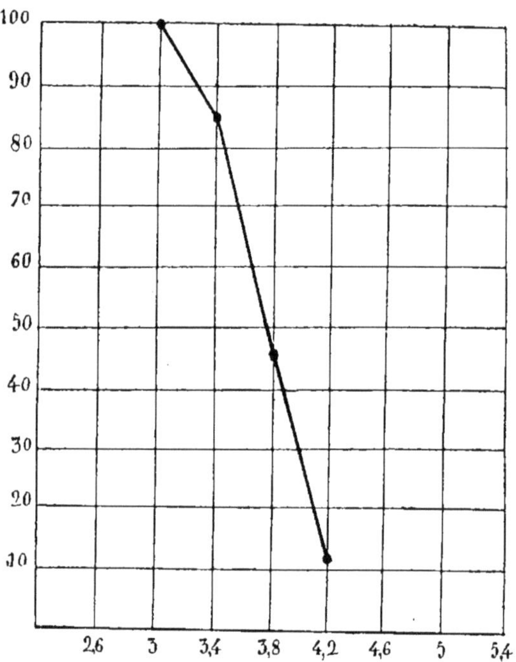

Fig. 9. — *Courbe de la résistance globulaire du sang chez un chien très âgé* (Expérience 24).

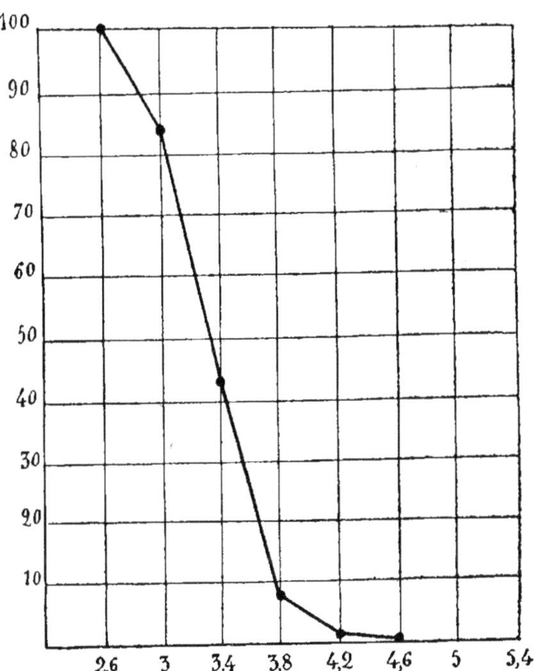

Fig. 10. — *Courbe de la résistance ¡globulaire¡ du sang chez un chien très âgé¡(Expérience 41).*

Nous prélevons sur ce sujet un échantillon de sang carotidien pour nos dosages et les résultats obtenus nous permettent d'établir la courbe représentée page 87 (*fig. 10*).

Cette fois encore, nous n'observons rien de particulier.

En résumé, ce qui ressort de ces différentes expériences, c'est que la courbe de la résistance globulaire déterminée par le dosage de l'hémoglobine diffusée, dans les différentes solutions salines, présente une particularité remarquable, en ce qui concerne les très jeunes animaux. Elle est, chez eux, très fortement inclinée sur la ligne des abcisses.

Chez les adultes et chez les animaux très âgés, on ne constate pas de différences caractéristiques.

§ V. — **Résistance globulaire du sang injecté dans le péritoine.**

Pour l'étude des modifications de la résistance globulaire du sang injecté dans le péritoine, nous commençons par recueillir un premier échantillon, de quelques centimètres cubes, du sang artériel que nous allons transfuser. Avant de commencer la transfusion, nous effectuons la distribution de cet échantillon dans les différents tubes de solutions. On mélange rapidement et l'on procède, alors seulement, à la prise de la quantité déterminée de sang et à son injection dans le péritoine. Les tubes renfermant le mélange de sang et des différentes solutions salines, sont centrifugés et l'on pratique, dans le plus bref délai possible, les lectures colorimétriques.

La courbe de l'hématolyse est en général obtenue en moins d'une heure après la prise de l'échantillon de sang et on ne peut admettre, qu'au bout de si peu de temps, le processus de diffusion ait été influencé par les actions microbiennes.

Cette courbe représentant la résistance initiale du sang étant déterminée, nous sacrifions le sujet d'expérience, dans le but de recueillir le sang péritonéal et d'en apprécier la résistance globulaire nouvelle. Le sacrifice a lieu par hémorragie, en ouvrant largement les carotides. Lorsque la mort tarde un peu à se produire, nous effectuons rapidement la section du bulbe rachidien.

En faisant cette saignée à blanc de l'animal, nous ne craignons plus que la section accidentelle d'un vaisseau des parois abdominales au cours de l'autopsie ne détermine le mélange du sang de la circulation avec celui qui a séjourné dans la cavité du péritoine. Les résultats obtenus ne seront donc pas entachés d'erreur provenant de ce fait. L'abdomen est ouvert; le sang péritonéal, même au bout de peu de temps, a changé complètement de couleur ; il est noir foncé et une faible quantité de sa masse a subi le phénomène de la coagulation.

Nous prélevons un échantillon d'environ 15 à 20 centimètres cubes de ce sang liquide et nous effectuons la même série d'opérations que celles faites sur l'échantillon précédent. Nous obtenons ainsi une seconde courbe hématolytique.

Sur trois sujets (expériences 9, 10 et 11), nous faisons

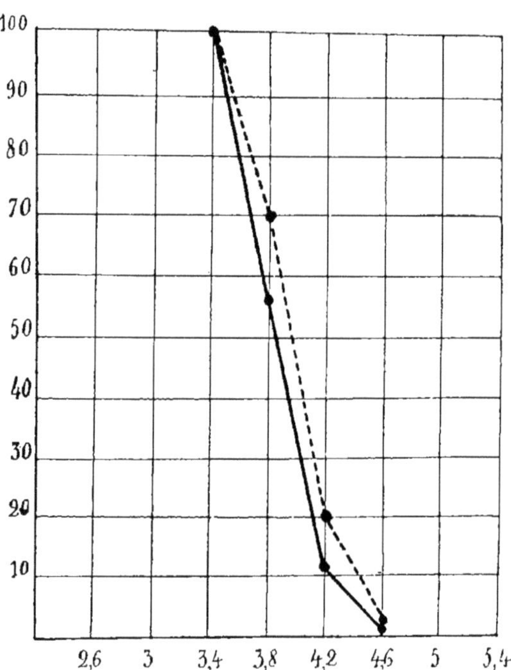

Fig. 11. — *Courbes de la résistance globulaire du sang, avant et après un* SÉJOUR DE TROIS HEURES *dans le péritoine* (Expérience 11).

——— Sang prélevé avant la transfusion.
- - - - - Sang ayant séjourné dans la séreuse.

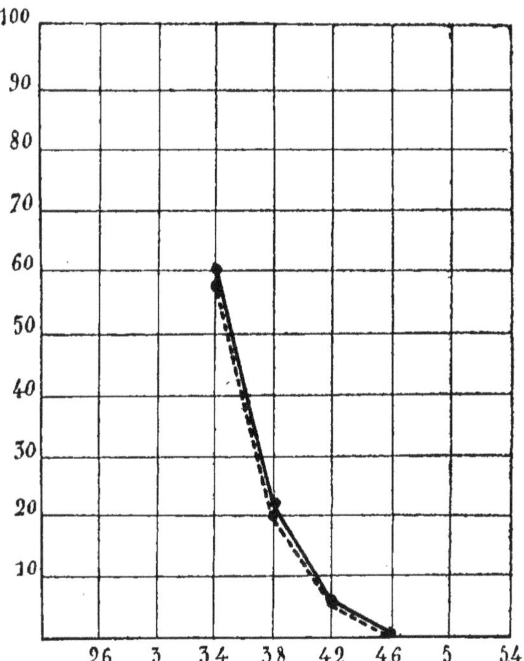

Fig. 12. — *Id.* (Expérience 12).

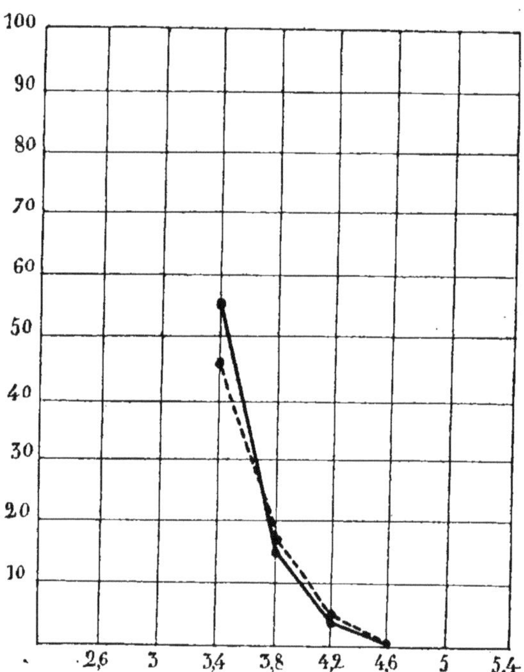

Fig. 13. — *Id*. (Expérience 13).

cette expérience et le sacrifice a lieu après trois heures de séjour du sang dans le péritoine.

La résistance globulaire est restée la même ou la modification subie n'est qu'à peine appréciable. La différence entre les nombres trouvés, rentre parfaitement dans l'ordre des erreurs de lecture possibles sur le vernier du colorimètre.

Dans l'expérience 19 (*fig.'14*), le sujet n'est sacrifié que 24 heures après l'opération de la transfusion ; la résorption du sang est presque complète et nous ne pouvons recueillir que deux centimètres cubes de sang dans la cavité péritonéale. Nous les utilisons, néanmoins, pour déterminer l'hématolyse avec les solutions 3,4 et 4,6, les points obtenus pour la construction de la courbe, se confondent absolument, avec ceux qu'a fournis la recherche initiale faite avec le sang carotidien pris avant la transfusion.

Ces expériences nous permettent donc de conclure que le sang séjournant dans la cavité péritonéale *n'est pas modifié au point de vue de sa vitalité, appréciée par la méthode de la résistance au laquage.*

Nous avions constaté, antérieurement, que les globules sanguins injectés dans le péritoine restaient, à de très rares exceptions près, morphologiquement normaux ; nous constatons, maintenant, qu'ils restent physiologiquement normaux.

Il ne nous semble plus douteux, après cela, que les globules rouges épanchés accidentellement dans le péritoine d'un animal, repris par le système lympha_

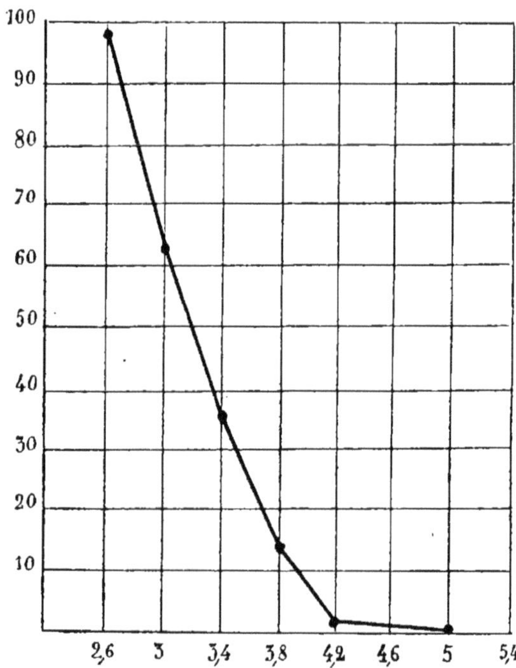

Fig. 14. — *Résistance globulaire du sang avant et aprés*
un SÉJOUR DE 24 HEURES *dans le péritoine* (Expérience 19).

tique ainsi que nous l'avons montré précédemment ne retournent dans le torrent circulatoire, tout en conservant entièrement les fonctions qui leur sont dévolues.

L'hémorragie interne aseptique, dans un péritoine sain n'a donc pas de conséquences fâcheuses et la réparation des troubles produits se fait avec la plus grande rapidité.

Les expériences 15 et 20 *(fig. 15 et 16)*, montrent que les choses ne se passent pas de même, lorsque le péritoine est malade.

Dans l'expérience 15 *(fig. 15)*, l'hémorragie interne expérimentale est faite dans le péritoine d'un chien tuberculeux, d'une maigreur extrême ; après quatre heures de séjour, le sang a déjà éprouvé une diminution très notable de sa résistance globulaire. L'autopsie permet de reconnaître l'existence d'une péritonite tuberculeuse.

Dans l'expérience 20 *(fig. 16)*, c'est 39 heures après la transfusion que nous ouvrons la cavité abdominale d'un sujet qui est resté très abattu et très triste à la suite de l'opération. La fièvre et la sensibilité de l'abdomen ont dénoncé une péritonite, d'ailleurs facile à reconnaître à l'autopsie par la présence de lésions siégeant principalement au voisinage de la ponction abdominale. La diminution de la résistance globulaire, dans ce cas, fut aussi des plus évidente.

En résumé :

Il résulte de ces déterminations relatives à la résistance des hématies au laquage :

1º Qu'il n'existe pas de différence appréciable entre les

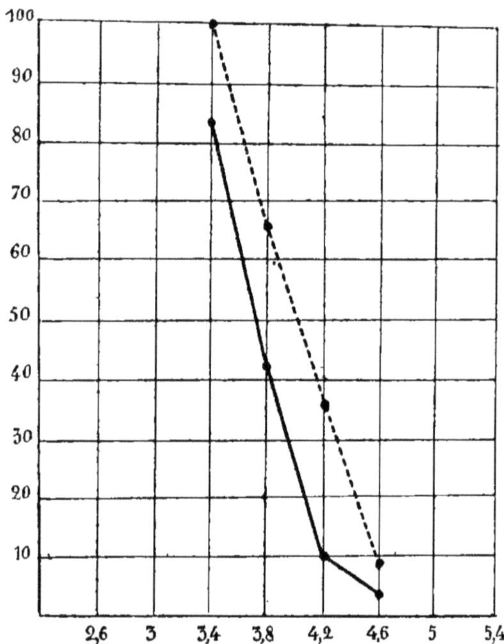

Fig. 15. — *Courbes de la résistance globulaire du sang, avant et après un* SÉJOUR DE 4 HEURES *dans le péritoine d'un animal atteint de tuberculose de cette membrane* (Expérience 15).

——— sang prélevé avant la transfusion.
- - - - sang ayant séjourné dans la séreuse.

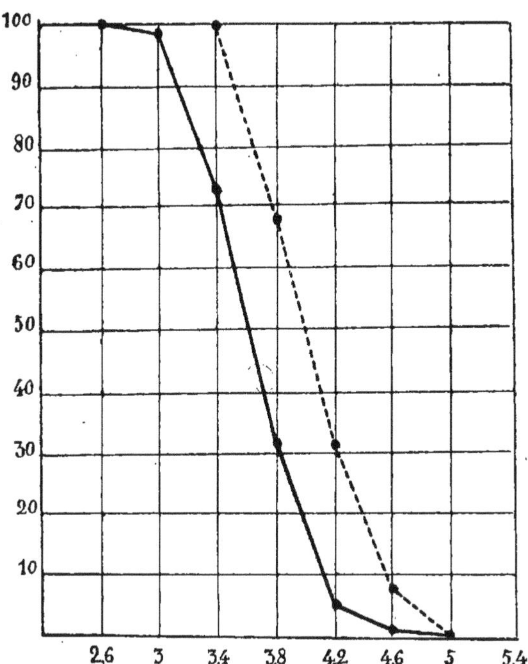

Fig. 16. — *Courbes de la résistance globulaire du sang avant et après un* SÉJOUR DE 39 HEURES *dans le péritoine d'un animal atteint de péritonite septique.* (Expérience 29.)

——— sang prélevé avant la transfusion.
- - - - - sang ayant séjourné dans la séreuse.

courbes représentatives du processus hématolytique, obtenues avec le sang jugulaire et avec le sang carotidien d'un même animal ;

2° Que la courbe obtenue avec le sang de très jeunes animaux est caractéristique et présente une forte inclinaison sur la ligne des abcisses ;

3° Que les globules rouges d'un animal, injectés dans le péritoine du même animal et séjournant dans cette membrane, conservent leur résistance initiale lorsque le péritoine est sain ;

4° Que ces globules rentrent, par conséquent, dans la circulation, physiologiquement normaux ;

5° Que leur résistance diminue, au contraire, notablement, lorsque la séreuse est malade.

EXPÉRIENCES

Expérience 1. — Chien, 12 kilog., 3 ans. — *Transfusion approximative dans le péritoine, de 100 centimètres cubes de sang provenant de l'artère fémorale du même animal. — Sacrifice deux heures après.*

La quantité de sang transfusée est évaluée en déterminant, au préalable, le débit de l'appareil servant à la tranfusion et composé très simplement d'une canule artérielle, d'un tube de caoutchouc et d'un trocart.

La ponction de l'abdomen est faite au niveau de la ligne blanche, à quelques centimètres en arrière de l'appendice xiphoïde du sternum. L'animal étant maintenu sur le dos, le trocart est dirigé obliquement de haut en bas et d'avant en arrière de façon à éviter la blessure du foie.

L'animal est sacrifié deux heures après l'opération, par effusion du sang et l'autopsie, faite immédiatement.

A l'ouverture de la cavité abdominale, on trouve dans la séreuse péritonéale une grande quantité de sang non coagulé, coagulable au contact de l'air, après un temps très long.

Ne connaissant pas exactement la quantité de sang injectée, il est impossible d'apprécier la quantité résorbée.

Expérience 2. — *Chienne, 3 ans, 14 kilog. — Transfusion approximative dans le péritoine, de 100 centimètres cubes de sang provenant de l'artère carotide du même animal. — Sacrifice 4 heures après.*

On emploie le même procédé que précédemment.

Le sacrifice et l'autopsie de l'animal ont lieu quatre heures après la transfusion.

Le sang injecté n'est pas coagulé et se retrouve en grande quantité dans la séreuse.

Expérience 3. — *Chien, 6 ans, 8 kilog. — Transfusion dans le péritoine, d'une très grande quantité de sang provenant de l'artère carotide du même animal. — Sacrifice 26 heures après.*

Même procédé.

Le sang qui remplit le péritoine est en grande abondance et ne présente pas la moindre trace de coagulation.

Expérience 4. — *Chien de montagne, 4 ans, 25 kilog. — Transfusion dans le péritoine, d'une quantité assez considérable mais indéterminée, de sang provenant de l'artère carotide du même animal. — Sacrifice, 48 heures après.*

Même procédé.

L'animal est sacrifié seulement 48 heures après. L'état général s'est maintenu très satisfaisant pendant ce temps. A l'autopsie, on ne retrouve plus trace du sang injecté ; il n'y a dans le péritoine qu'une quantité normale de sérosité.

La résorption du sang autotransfusé est par conséquent complète.

Expérience 5. — Chienne caniche, 4 ans, 12 kilog. —
Ponction accidentelle de la vessie.

L'animal destiné à subir la même opération que les précédents, est amené directement du chenil au laboratoire et l'on ne prend pas la précaution de le laisser en liberté quelques instants pour lui permettre de vider sa vessie.

La ponction de l'abdomen est faite avec le trocart stérilisé qui a déjà servi dans les expériences précédentes, mais lorsqu'on retire la tige du trocart, un jet d'urine sort de la canule. La vessie a été ponctionnée.

La transfusion du sang n'est pas faite pour cette raison et nous nous contentons d'observer les conséquences de cet accident opératoire.

La température prise immédiatement après la ponction est de 38°4 ; elle ne varie pas sensiblement les jours suivants, ainsi que le démontrent les chiffres suivants :

    20 novembre 1900 (*ponction de la vessie*) T = 38°4.
    21   —   T = 38°8.
    22   —   T = 38°.
    26   — .   T = 38°8.

L'animal n'a pas paru incommodé, il a conservé un très bon appétit et son état général est resté très satisfaisant.

La ponction de la vessie faite avec un trocart aseptique, d'assez grand diamètre, n'a donc pas entraîné de conséquences âcheuses.

Expérience 6. — Chien griffon, 18 mois, 15 kilog. — *Transfusion dans le péritoine, de 200 centimètres cubes de sang, exactement mesurés, provenant de l'artère carotide du même animal. — Sacrifice 1 heure après.*

L'animal étant maintenu sur le dos, on isole l'artère carotide sur une longueur de 6 à 7 centimètres. Le bout périphérique est ligaturé et dans le bout central on introduit une canule, après avoir placé, en avant, une pince de Claude Bernard. Cette canule est en verre et aussi grosse que possible pour rendre le débit maximum et abréger, par conséquent. la durée de l'opération. Il faut penser que le sang de chien se coagule en peu de temps et qu'il y a lieu d'opérer la transfusion très rapidement, pour ne pas être arrêté par les phénomènes de coagulation.

La paroi abdominale est ponctionnée avec le trocart n° 3, de l'appareil Dieulafoy. Le diamètre de la canule de ce trocart est d'environ trois millimètres.

La canule artérielle est mise en rapport par un tube de caoutchouc, avec le tube prolongeant jusqu'au fond du flacon, dans lequel le sang sera reçu et mesuré. Le second tube, traversant le bouchon du flacon, est mis en communication avec une soufflerie de Richardson. Pour permettre au sang de s'écouler dans le flacon, celui-ci est momentanément débouché. La pince artérielle est enlevée et le sang pénètre rapidement dans le flacon mesureur. Lorsque les 200 centimètres cubes sont écoulés, on remet vivement la pince sur l'artère, le flacon est soigneusement bouché et, sans perdre de temps, le tube de caoutchouc retiré de la canule artérielle et adapté sur la canule du trocart. L'augmentation de la pression que l'on obtient par la manœuvre de la soufflerie, détermine le sang à s'écouler rapidement dans la cavité abdominale.

La durée de l'opération commençant à l'enlèvement de la pince artérielle et se terminant à la fin de la transfusion. dure une minute dix secondes.

L'animal remis sur pied ne semble pas sérieusement incommodé.

Il est sacrifié une heure après, par effusion du sang et l'autopsie est faite aussitôt.

Le sang existe en très grande quantité dans la cavité péritonéale

Les caillots nombreux, fixés sur le grand épiploon, atteignent un volume total de 50 centimètres cubes.

La résorption après une heure de séjour est, par conséquent, très faible et à peine appréciable.

Expérience 7. — Chien, 3 ans, 16 kilog. — *Transfusion dans le péritoine de 120 centimètres cubes de sang provenant de l'artère carotide du même animal. — Sacrifice deux heures après. — Examen de la lymphe du canal thoracique.*

On emploie le même procédé que précédemment pour la transfusion.

Sacrifice et autopsie deux heures après l'opération.

A l'ouverture de la cavité abdominale on trouve une grande quantité de sang non coagulé dans le péritoine.

La résorption, après deux heures de séjour, est faible et à peine appréciable.

Le canal thoracique de l'animal est isolé sur une longueur de plusieurs centimètres. Par pression faite d'arrière en avant, on fait rentrer dans le système sanguin la lymphe contenue dans le canal au niveau de son abouchement avec la veine cave. Une ligature est posée au voisinage de cette veine et par une nouvelle pression on fait cheminer la lymphe des régions postérieures, qui vient ainsi distendre le canal thoracique, en amont de la ligature; on pose une seconde ligature sur le canal et l'on enlève la partie ainsi remplie de lymphe. Ce liquide est manifestement rosé. Fixé sur une lame porte-objet à l'aide du mélange alcool et éther, en parties égales, et coloré à la thionine phéniquée, il montre de nombreux globules rouges, d'aspect absolument normal. On n'en trouve pas de phagocytés.

Expérience 8. — Chien, 2 ans, 15 kilog. — *Transfusion dans le péritoine de 120 centimètres cubes de sang provenant de l'artère carotide du même animal. — Sacrifice et autopsie, deux heures après.*

Même procédé.
Le sang est non coagulé et le résorption faible.

Expérience 9. — Chienne de montagne, très âgée. — *Transfusion dans le péritoine de 200 centimètres cubes de sang provenant de l'artère carotide du même animal. — Sacrifice et autopsie deux heures après.*

C'est toujours par hémorragie carotidienne que la mort est donnée. Nous constatons en passant que le sang recueilli dans les carotides met *quinze minutes* à se coaguler.

La résorption a été faible. On trouve accolés à l'épiploon de nombreux caillots dont le volume total atteint environ 50 centimètres cubes.

Expérience 10. — Chien danois, 18 mois, 35 kilogr. — *Fistule du canal thoracique.— Transfusion dans le péritoine de 200 centimètres cubes de sang provenant de l'artère carotide du même animal. — Sacrifice et autopsie deux heures après.*

L'animal, à jeun, reçoit une injection hypodermique de morphine et est immobilisé, sur la gouttière de Claude-Bernard. L'anesthésie complète est obtenue facilement à l'aide d'une petite quantité de chloroforme.

On pratique la fistule du canal thoracique. Une canule métallique est introduite dans ce fin canal et permet l'écoulement de la lymphe. C'est un liquide incolore et très légèrement opalescent.

On isole, alors seulement, l'artère carotide et l'on effectue la transfusion péritonéale.

Trois quarts d'heure se sont écoulés depuis le début de l'ex·périence et la fistule a fourni environ 20 centimètres cubes de liquide, lorsque la lymphe devient légèrement rosée. Au bout d'une heure, elle est manifestement rouge.

Examinée au microscope après fixation par le mélange d'al·cool-éther et coloration à la thionine phéniquée, la lymphe de la fistule permet de reconnaître de très nombreuses hématies libres, non altérées et d'aspect absolument normal. On n'en trouve pas de phagocytées.

L'animal est sacrifié et autopsié deux heures après la trans·fusion.

A l'ouverture de la cavité abdominale on constate que la résorption a été faible. Il reste encore dans le péritoine une grande quantité de sang, dont une faible partie seulement s'est coagulée et adhère à l'épiploon.

Expérience 11. — *Chien, 1 an, 4 kilog. — Transfusion dans le péritoine de 80 centimètres cubes de sang provenant de l'artère fémorale du même animal.— Étude de la modification de la résistance au laquage des hématies injectées, après trois heures de séjour dans la séreuse péritonéale.*

C'est toujours par le même procédé que nous opérons la trans·fusion sanguine. Il s'agira dans cette expérience de nous renseigner non seulement sur la rapidité de la résorption du sang injecté, mais encore sur les modifications de la résistance au laquage des hématies ainsi extravasées ; nous prélevons pour cela, un échantillon d'une vingtaine de centimètres cubes du sang que nous allons transfuser.

Quatre tubes à essais, préparés à l'avance, contiennent chacun 10 centimètres cubes des solutions chloruro-oxalatées, dont les titres en sel correspondent respectivement à des solutions à

3,4 ; 3,8 ; 4,2 et 4,6 pour 1000, de chlorure de sodium.

A l'aide d'une seringue en verre parfaitement sèche, nous mettons un centimètre cube de sang dans chacun de ces tubes et nous mélangeons immédiatement le sang et la solution saline.

Les tubes, aussi préparés, sont placés dans une machine à centrifuger de Rühne, mue par la pression de l'eau. En quelques minutes, les globules sont précipités à la partie inférieure du tube, laissant à leur surface un liquide plus ou moins fortement teinté, suivant que la solution saline a plus ou moins dissous l'hémoglobine de ces globules.

On détermine à l'aide du colorimètre de Dubosq, l'épaisseur de ce liquide correspondant à l'étalon choisi au préalable. Puis, on ajoute au liquide primitif une quantité d'eau connue et suffisante, pour dissoudre complètement tous les globules. On fait une nouvelle détermination colorimétrique, en tenant compte de la dilution.

Le rapport des nombres représentant les deux épaisseurs lues sur le colorimètre, nous donne la quantité d'hémoglobine diffusée par rapport à la quantité d'hémoglobine totale.

Il est donc possible, par ce procédé, que le lecteur trouvera décrit plus en détail dans le chapitre III, de savoir combien pour cent de l'hémoglobine totale a diffusé dans chacune des solutions salines.

Dans le cas particulier, nous trouvons les résultats suivants :

Solutions	Hémoglobine diffusée
3,4 %/oo	100 %/o
3,8 »	57 »
4,2 »	11 »
4,6 »	Quantité indosable.

L'animal est sacrifié et autopsié 3 heures après la transfusion sanguine.

A l'ouverture de la cavité abdominale, on constate que la résorption du sang a été faible ; elle est à peine appréciable.

Le sang est resté liquide à l'exception de quelques caillots rares et de très faible volume qui adhèrent à l'épiploon.

On prélève un échantillon de ce sang resté liquide et l'on procède, de même que précédemment, à l'évaluation des quantités d'hémoglobine diffusée, dans chacune de nos solutions salines, par rapport à la quantité totale d'hémoglobine contenue dans chaque tube. Les résultats fournis par l'analyse sont les suivants :

Solutions	Hémoglobine diffusée
3,4 °/oo	100 °/o
3,8 »	70 »
4,2 »	20 »
4,6 »	2 »

Rapprochons ces résultats des précédents et pour rendre la comparaison plus facile, construisons les courbes de ces deux dosages, portant en ordonnée les quantités pour cent d'hémoglobine diffusée et en abcisse les titres des solutions salines (voir page 90, *fig. 11*).

Les courbes ainsi obtenues représentent la résistance des globules rouges au laquage ; plus elles sont reportées vers la droite moins cette résistance est grande, parce que les quantités d'hémoglobine dissoutes sont plus considérables. Au contraire, plus elles sont déplacées vers la gauche, plus la résistance globulaire est grande, parce que les quantités d'hémoglobine diffusée dans chacune des mêmes solutions, sont moins considérables.

Nous représentons par un trait plein la courbe figurative de la résistance globulaire du sang prélevé au moment de la transfusion et par un trait pointillé ce même sang après un séjour de trois heures dans la cavité péritonéale.

Bien que les nombres obtenus diffèrent assez sensiblement en apparence, nous voyons que les courbes ne sont pas très éloignées l'une de l'autre et nous devons considérer que la variation de la résistance globulaire, causée par un séjour de 3 heures du sang dans le péritoine, n'est pas très sensible.

Elle s'est traduite dans cette expérience par une très légère diminution de la résistance.

Expérience 12. — *Chienne griffon, 2 ans, 7 kilog. — Transfusion dans le péritoine de 100 centimètres cubes de sang provenant de l'artère carotide. — Etude de la modification de la résistance globulaire après trois heures de séjour.*

Même procédé pour la transfusion. On prélève comme précédemment un échantillon de sang pour la détermination de la résistance globulaire initiale. Les résultats obtenus sont consignés dans le petit tableau qui suit.

L'animal est sacrifié et autopsié 3 heures après la transfusion.

A l'ouverture du péritoine, le sang est abondant dans cette séreuse ; on ne trouve que quelques caillots, çà et là, sur l'épiploon. Il n'y en a, ni sur l'intestin, ni sur le mésentère. La résorption est faible.

Le sang liquide prélevé dans cette cavité péritonéale n'est pas spontanément coagulable et même après un séjour de 36 heures dans une éprouvette, la coagulation ne s'est pas produite ; elle ne se produira d'ailleurs jamais.

La lymphe du canal thoracique, vue par transparence au travers des parois si minces du canal, est franchement rose. Après avoir fait circuler, vers le cœur, la lymphe du voisinage on fait progresser celle des régions situées en arrière du diaphragme et on l'emprisonne entre deux ligatures. La partie du canal thoracique ainsi gorgée de lymphe est utilisée pour l'examen histologique de ce liquide. Fixation sur la lame porte-objet à l'aide du mélange alcool-éther, et coloration à la thionine phéniquée.

Les globules rouges, dont la plupart sont morphologiquement normaux et quelques-uns seulement d'apparence crénelée, sont les éléments prédominants. Çà et là, quelques lymphocytes et leucocytes mononucléaires, mais aucune hématie n'est phagocytée.

Simultanément à cet examen histologique, on fait une nouvelle détermination de la résistance globulaire portant sur le sang ayant séjourné trois heures dans la séreuse.

Nous rapprochons ici les chiffres obtenus de ceux fournis par la précédente détermination.

HÉMOGLOBINE DIFFUSÉE

SOLUTIONS	Avant la transfusion	Après un séjour de 3 heures dans le péritoine.
3,4 °/oo	60 °/o	58 °/o
3,8 »	22 »	20 »
4,2 »	6 »	6 »
4,6 »	nulle	nulle

Les deux courbes établies avec ces données (voir page 91, *fig. 12)* se correspondent presque. En regardant de près, on trouve que le sang ayant séjourné dans la séreuse a acquis une résistance globulaire plus grande; ce qui est invraisemblable et la très faible divergence obtenue, rentre dans le cadre des erreurs expérimentales.

Cette expérience concourt donc avec la précédente pour démontrer, que le sang qui a séjourné 3 heures dans la séreuse péritonéale n'est pas modifié, quant à sa résistance globulaire.

Expérience 13. — Chienne de Brie, très âgée, 20 kilog., affligée de deux énormes carcinomes de la mamelle. — *Transfusion dans le péritoine de 160 centimètres cubes de sang provenant de la carotide du même animal. — Etude de la modification de la résistance globulaire après trois heures de séjour.*

Transfusion faite suivant le procédé habituel.

Détermination de la résistance globulaire d'un échantillon de sang prélevé au moment de la transfusion. On constate en outre, sur cet échantillon, la coagulation rapide du sang du chien.

Sacrifice du sujet et autopsie trois heures après l'opération.

A l'autopsie, le sang qui se trouve en quantité abondante dans le péritoine et dont la résorption a été faible, est incoagulé, à part quelques petits caillots adhérant au grand épiploon.

Ce sang est devenu incoagulable. L'addition de quelques gouttes, voire même d'un centimètre cube de sérum sanguin provenant de l'échantillon de sang carotidien pris pour la première détermination colorimétrique, et qui s'est coagulé rapidement, ne détermine pas la coagulation.

Le sang péritonéal après centrifugation fournit un plasma également incoagulable même après addition de sérum.

L'autopsie révèle, en outre, sur cet animal la présence d'un kyste énorme du foie renfermant exactement 1200 centimètres cubes de liquide séreux.

Les chiffres trouvés pour la détermination de la résistance globulaire, après trois heures de séjour du sang dans le péritoine, rapprochés de ceux du premier dosage sont les suivants :

| | HÉMOGLOBINE DIFFUSÉE | |
SOLUTIONS	Avant la transfusion.	Après un séjour de trois heures dans le péritoine.
3,4 °/oo	55 °/o	46 °/o
3,8 »	15 »	16 »
4,2 »	4 »	5 »
4,6 »	nulle	nulle

(Voir page 92, *fig. 13.*)

Cette fois encore, il n'y a donc pas de variation sensible dans la résistance au laquage, du sang qui a séjourné pendant trois heures dans la séreuse péritonéale.

Expérience 14. — Chien griffon, 2 ans, 15 kilog. 500. — *Transfusion dans le péritoine de 65 centimètres cubes de sang provenant de l'artère carotide du même animal. — Sacrifice quatre heures après.*

Opération faite suivant le même procédé que précédemment, mais dans de mauvaises conditions ; la coagulation du sang dans l'appareil empêche la transfusion d'une quantité plus grande.

Le sacrifice et l'autopsie ont lieu quatre heures après et l'on peut constater que la résorption s'est effectuée avec une grande rapidité. On ne trouve plus, en effet, dans la séreuse que deux ou trois centimètre cubes de sang liquide et environ cinq centimètres cubes de sang coagulé.

Expérience 15. — Chien. 2 ans, 9 kilog. 300. Maigreur extrême, suspect de tuberculose. — *Transfusion dans le péritoine de 100 centimètres cubes de sang provenant de l'artère carotide du même animal. — Détermination de la résistance au laquage du sang avant et après quatre heures de séjour dans la séreuse.*

Mêmes procédés de transfusion et de dosage de l'hémoglobine diffusée.

Quatre heures après l'opération l'animal est très abattu et éprouve de grandes difficultés à se tenir debout. Il est sacrifié par effusion de sang. A l'autopsie, on trouve des caillots nombreux à la surface de l'épiploon. D'autre part, il est difficile de recueillir beaucoup de sang et de juger de la valeur de la résorp-

tion, par suite de la présence d'une énorme tumeur, de nature
tuberculeuse, ayant son siège dans le parenchyme hépatique.

Le foie démesurément hypertrophié atteint le poids de
2 kilog. 400. (Rappelons que l'animal ne pesait que 9 kilogr.
300). Le péritoine accuse les marques d'une inflammation
chronique datant déjà de longtemps.

Avec le sang qui a séjourné 4 heures dans le péritoine, nous
faisons un nouveau dosage de l'hémoglobine diffusée, dans
chacune de nos solutions salines.

| | HÉMOGLOBINE DIFFUSÉE | |
SOLUTIONS	Avant la transfusion	Après un séjour de 4 heures dans le péritoine
3,4 °/₀₀	83 °/₀	100 °/₀
3,8 »	42 »	66 »
4,2 »	10 »	36 »
4,6 »	3 »	9 »

(Voir les courbes, p. 96, *fig. 15.*)

Il existe, cette fois, une différence assez notable entre la
résistance du sang pris au moment de la transfusion et celle de
ce même sang après séjour quatre heures dans le péritoine.

Il est logique d'attribuer cette différence à l'état pathologique
du sujet. Les lésions de péritonite chronique qui ont été rele-
vées sur le cadavre, permettent en effet de supposer que le
sang s'est mélangé à une certaine quantité de liquide d'exsu-
dation dont le pouvoir isotonique, pouvait ne pas être parfaitement identique à celui du sang.

La résorption du sang est difficile à apprécier exactement,
à cause du mélange de ce liquide avec la sérosité anormale.

Le fait important, c'est que la coagulation s'est produite abondamment.

Le mauvais état du péritoine a certainement été la cause de cette formation de caillots multiples, qui se seraient enkystés, cela n'est pas douteux, si l'animal eût survécu.

Expérience 16. — Chien, 2 ans, 28 kilog.— *Transfusion dans le péritoine de 220 centimètres cubes de sang carotidien provenant du même animal. — Sacrifice, sept heures et demie après. — Incoagulabilité du sang contenu dans le péri-toine.*

10 h. 15 du matin. — Auto-transfusion péritonéale de 220 centimètres cubes de sang carotidien. Un échantillon de ce sang se coagule en trois minutes trois quarts. La coagulation est jugée suffisante, lorsqu'on peut retourner le verre qui renferme le sang sans renverser le contenu.

Pour opérer la transfusion, on se sert d'un appareil stérilisé dans lequel on a fait circuler, au préalable, un courant d'une solution physiologique de chlorure de sodium à 7,5 °/oo.

5 h. 45 du soir, 7 h. 30 après la transfusion. — On recueille un échantillon de sang circulant dans un verre absolument identique à celui ayant servi précédemment. Ce sang se coagule en sept minutes trois quarts.

Sacrifice de l'animal et autopsie immédiate. A l'intérieur du péritoine, on constate que la résorption a été faible, il y a encore une très grande quantité de sang. Ce sang est complètement incoagulable, même après l'addition de fibrin-ferment.

Il n'y a dans le péritoine que deux petits caillots presque insignifiants, situés sur l'épiploon et dont le volume total n'atteint pas un centimètre cube.

Expérience 17. — Chienne, 1 an, 13 kilog. — *Même expérience.*

10 h. 15 du matin. — Autotransfusion de 220 centimètres cubes de sang carotidien, dont la coagulation se fait en 6 minutes. Même précaution de circulation de sérum physiologique dans l'appareil mesureur.

5 h. 45 du soir, 7 h. 30 après la transfusion. — Le sang circulant se coagule en 7 minutes. Sacrifice de l'animal et autopsie immédiate.

Dans la séreuse péritonéale, beaucoup de sang liquide non spontanément coagulable ; caillots d'un volume total de 20 centimètres cubes, tous adhérents à l'épiploon.

Expérience 18. — Chien, setter gordon, 4 ans. — *Transfusion dans le péritoine de 200 centimètres cubes de sang carotidien provenant du même animal. — Fistule du canal thoracique. — Sacrifice 8 heures après.*

L'animal, un peu maigre, a néanmoins toutes les apparences de la santé. Il est à jeun depuis 24 heures.

A 9 h. 40 du matin, il est fixé sur la gouttière et anesthésié par la méthode mixte de Dastre et Morat (atropine, morphine, chloroforme).

A 10 heures, on pratique l'isolement du canal thoracique suivant le manuel décrit au chapitre II. Une fine canule est introduite dans le canal, et permet l'écoulement, très lent, d'une faible quantité de lymphe incolore.

A 10 h. 30, on transfuse dans le péritoine 200 centimètres cubes de sang pris dans une carotide du même animal. Une demi-heure après, l'écoulement de la lymphe devient plus abondant mais ce liquide est toujours incolore.

A 11 h. 15, la lymphe est légèrement rosée et à partir de ce moment sa coloration s'accentue de plus en plus et la quantité s'écoulant, par la canule, augmente progressivement.

A 1 h. 30, la lymphe est abondante ; il suffit d'imprimer de très légers mouvements aux membres antérieurs, ou mieux d'exercer une légère pression sur la paroi abdominale, pour voir le débit de la fistule s'accroître très notablement. La couleur de la lymphe est rouge.

L'examen histologique de ce liquide permet de constater la présence d'un très grand nombre d'hématies, d'aspect absolument normal.

On trouve en outre des lymphocytes et quelques lencocytes mononucléaires, mais l'élément prédominant de beaucoup, est le globule rouge. Il est toujours libre ; nous n'en trouvons pas de phagocytés.

A 6 heures, c'est-à-dire 8 heures après la transfusion, on sacrifie l'animal par effusion de sang. A cet effet, deux canules sont placées dans les carotides et le sang s'écoule rapidement.

On prélève un échantillon de ce sang carotidien et l'on remarque, sans y attacher autrement d'importance, qu'il est très long à se coaguler (13 minutes).

L'animal mort, on ouvre la cavité peritonéale immédiatement.

La résorption du sang, certes, est appréciable ; mais elle est loin d'être complète. A la surface du grand épiploon, et aussi, au milieu des anses intestinales et sans attaches fixes, se trouvent des caillots dont le volume total atteint 40 centimètres cubes. L'autopsie permet de reconnaître des lésions tuberculeuses du foie que nous n'avions pas soupçonnées du vivant de l'animal.

Expérience 19.— Chien, âgé, 4 kilog.— *Transfusion dans le péritoine de 100 centimètres cubes de sang carotidien provenant du même animal. — Sacrifice 24 heures après. — Détermination de la résistance au laquage.*

Transfusion après prélèvement d'un échantillon de sang carotidien pour la détermination de la résistance globulaire.

24 heures après, sacrifice et autopsie.

A l'ouverture de la cavité abdominale on constate que la résorption est à très peu près complète ; on ne retrouve plus dans la séreuse que quelques petits caillots dont le volume total ne dépasse pas 3 centimètres cubes et 2 centimètres cubes de sang liquide que l'on utilise pour l'évaluation de la résistance globulaire.

Les résultats du dosage, comparés aux précédents, sont les suivants :

HÉMOGLOBINE DIFFUSÉE

SOLUTIONS	Avant la transfusion	Après un séjour de 24 heures dans le péritoine
2,6 °/oo	presque totale	
3 »	63 °/o	
3,4 »	36 »	36 °/o
3,8 »	14 »	
4,2 »	indosable	
4,6 »	id.	indosable
5 »	nulle	

(Voir les courbes p. 94, *fig. 14*).

La quantité de sang non coagulé restante après 24 heures de séjour est seulement de deux centimètres cubes ; il nous est donc impossible de déterminer la courbe complète de la résis

tance globulaire et c'est seulement avec les solutions 3,4 et
4,6 °/oo, que nous expérimentons. Comme les résultats fournis
par ces deux déterminations concordent avec celles obtenues
précédemment, nous sommes suffisamment autorisés pour
conclure qu'il n'y a pas eu de modification, dans la résistance globulaire du sang ayant ainsi séjourné 24 heures dans
le péritoine.

Expérience 20. — Chien, 2 ans, 20 kilog. — *Transfusion
dans le péritoine de 200 centimètres cubes de sang carotidien
provenant du même animal. — Sacrifice 39 heures après. —
Étude de la résistance globulaire avant et après le séjour
dans la séreuse péritonéale.*

La] transfusion est faite suivant le procédé habituel, à
6 heures du soir, et l'on prélève, à ce moment, un échantillon
du sang transfusé pour déterminer la courbe de sa résistance
globulaire au laquage.

A 8 heures du soir, c'est-à-dire deux heures après l'opération, la température rectale est de 38°5.

Le lendemain, l'animal est très abattu et triste. Le surlendemain, à 9 heures du matin, c'est-à-dire 39 heures après la transfusion, sa température est de 39°6. La fièvre est donc manifeste.

L'animal est sacrifié par effusion du sang et l'autopsie est
faite immédiatement. La résorption du sang épanché est très
incomplète ; on trouve dans le péritoine, du sang liquide encore
abondant et des caillots volumineux. L'un d'entre eux, en particulier, adhère au péritoine, au niveau de la piqûre.

On détermine la résistance globulaire de ce sang ayant
séjourné 39 heures dans le péritoine.

Examinées au microscope, les hématies de la cavité péritonéale et celles qui colorent d'une façon intense la lymphe du
canal thoracique sont morphologiquement normales. Pas plus

dans le canal thoracique que dans le péritoine on n'en trouve de phagocytées.

SOLUTIONS	HÉMOGLOBINE DIFFUSÉE	
	Avant la transfusion	Après un séjour de 39 heures dans le péritoin
2,6 º/oo	totale	totale
3 »	presque totale	totale
3,4 »	72 º/o	totale
3,8 »	31 »	68 º/o
4,2 »	5 »	31 »
4,6 »	indosable	8 »
5 »	nulle	nulle

(Voir les courbes, p. 97, *fig. 16*).

Après 39 heures de séjour, la résorption dans ce cas, le seul jusqu'à présent dans lequel nous ayons constaté une si grande prostratation, est très imparfaite, en raison sans doute de l'in-flammation du péritoine.

Expérience 21. — Chien, 4 ans, 6 kilog.— *Transfusion dans le péritoine de 100 centimètres cubes de sang carotidien provenant du même animal. — Sacrifice 42 heures après.*

Dans la soirée qui suit la transfusion, l'animal mange un peu moins que d'habitude, mais le lendemain son état général est redevenu satisfaisant.

Il est sacrifié et autopsié 42 heures après l'opération. A l'ouverture de la cavité abdominale, on ne retrouve plus qu'une quantité insignifiante de sang transfusé. Des petits caillots, de la grosseur d'un pois et d'une noisette, au nombre de cinq à six, adhèrent à l'épiploon et au pancréas. Les gros ganglions de l'intestin grêle sont macroscopiquement normaux; les ganglions lombaires, au contraire, sont fortement congestionnés.

L'examen microscopique du chyle, pris dans le canal thoracique, à 4 ou 5 centimètres de son abouchement avec la veine sous-clavière, permet de reconnaître la présence d'un très grand nombre de petits et de grands lymphocytes ; ce sont là les éléments prédominants. Puis se rencontrent. en grand nombre, des hématies, d'aspect absolument normal. Les leucocytes polynucléaires sont beaucoup plus rares : la plupart d'entre eux sont petits et comme ratatinés. Enfin nous trouvons dans cette lymphe un très grand nombre *d'hématies phagocytées*. Celles-ci semblent gonflées à l'intérieur du leucocyte et présentent pour la plupart un diamètre légèrement supérieur à celui des hématies libres.

La sérosité péritonéale contient encore quelques hématies libres et normales ; d'autres enfin, sont phagocytées.

Expérience 22. — Chien, âgé, 30 kilog. — *Transfusion dans le péritoine de 200 centimètres cubes de sang carotidien provenant du même animal.— Sacrifice et autopsie 48 heures après.*

La résorption est complète.

Expérience 23. — Chienne,18 mois, 20 kilog. — *Transfusion dans le péritoine de 120 centimètres cubes de sang provenant de l'artère carotide du même animal. — Sacrifice et autopsie 48 heures après.*

La résorption de sang est à peu près complète ; on ne retrouve, dans la séreuse péritonéale, que des traces de sang liquide et quelques petits caillots.

Expérience 24.— Chien très âgé, 26 kilog 500.— *Transfusion dans le péritoine de 250 centimètres cubes de sang provenant de l'artère carotide du même animal. — Etude de la résistance globulaire du sang carotidien pour rechercher l'influence de l'âge. — Sacrifice 48 heures après la transfusion.*

A 2 heures, lorsqu'on couche l'animal sur la table d'opération sa température est de 38°3.

On prend un échantillon de sang carotidien pour déterminer la courbe de sa résistance au laquage. Les résultats de ces premières recherches sont les suivants :

Solutions	Hémoglobine diffusée
3, °/oo	totale
3,4 »	85 °/o
3,8 »	46 »
4,2 »	12 ›

(Voir la courbe p. 86, *fig. 9*).

2 h. 30. — Transfusion.
2 h. 45. — T = 38°9.
4 h. · — T = 38°7.
6 h.   — T = 39°.
6 h. 30. — T = 39°1.

Le lendemain, l'état général est très satisfaisant, l'animal mange d'un bon appétit ; le surlendemain, de même.

Le sacrifice et l'autopsie ont lieu 48 heures après la transfusion. A ce moment, la température rectale est de 38°4.

A l'ouverture de la cavité abdominale on ne trouve même plus un centimètre cube de sang liquide et on ne peut, par conséquent pas, faire une nouvelle détermination de la courbe de la résistance globulaire.

Il y a bien encore quelques petits caillots sur le grand

épiploon, mais ils sont insignifiants et leur volume total n'excède pas 5 centimètres cubes.

La lymphe du canal thoracique renferme des hématies libres et normales, d'autres libres et crénelées, des lymphocytes grands et petits, mais pas de leucocytes polynucléaires. On ne trouve pas non plus de globules rouges phagocytés.

Expérience 25. — Chien, 3 ans, 4 kilog. — *Transfusion dans le péritoine de 100 centimètres cubes de sang provenant de l'artère carotide du même animal. — Sacrifice 4 jours après.*

10 heures du matin. — Anesthésie du sujet par un mélange de chloroforme et d'éther. Lorsque l'animal est profondément endormi, sa température rectale est seulement de 35°1 ; ses respirations, au nombre de 18 à 20 par minute et ses pulsations, au nombre de 140 à 160.

10 h. 25. — Tranfusion.

11 h. 30. — T = 34°2 ; R = 17 à 18 ; P = 120.

1 h. 30 (3 heures après l'opération). — T = 38°1 ; R = 12 ; P = 120.

Pendant le restant de la journée, l'animal est pris de tremblements et refuse de manger, mais ce ne sont là que les effets de la narcose chloroformique, car le lendemain l'état général est redevenu excellent : T = 38°6 ; R = 12 ; P = 120.

4 jours après la transfusion, le sujet est sacrifié. A l'autopsie, on constate que le sang est complètement résorbé, à l'exception de quelques caillots de la grosseur d'un pois, les uns noirâtres, sur l'épiploon, les autres verdâtres, au voisinage du pancréas.

Les glanglions lombaires sont très gros.

Expérience 26. — Chien, 1 an, 5 kilog. 500. — *Transfusion dans le péritoine de 120 centimètres cubes de sang provenant de l'artère carotide du même animal. — Sacrifice 7 jours après l'opération.*

L'animal fixé sur la table d'opération est anesthésié par la méthode mixte: atropine, morphine, chloroforme. La résolution musculaire est complète, la respiration se fait régulièrement.

Après avoir pris un tracé de la respiration normale, nous transfusons suivant le procédé connu, 120 centimètres cubes de sang carotidien dans le péritoine. Cette quantité de sang est énorme relativement au poids du chien. Celui-ci ne pèse, en effet, que 5 kg. 500 et l'on peut évaluer la masse de son sang circulant à 340 centimètres cubes, au maximum. C'est donc une hémorragie interne correspondant à plus du tiers de la masse sanguine de l'animal, que nous produisons.

Le retentissement de ce traumatisme sur la respiration de l'animal anesthésié est assez peu accusé. Avant la transfusion, le nombre des mouvements respiratoires est de 12 par minute ; après l'opération, il est de 14 ; même 20 minutes après l'hémorrhagie expérimentale, on ne constate pas d'autres variations.

Les lendemain et surlendemain, l'état général se maintient assez bon, mais l'animal ne mange que fort peu ; les jours suivants, l'appétit revient petit à petit, et huit jours après l'opération l'état général est très satisfaisant.

L'animal est sacrifié le neuvième jour.

Bien que la quantité de sang transfusée ait été considérable, relativement au poids de l'animal, la résorption est complète et on n'en retrouve plus aucune trace à l'autopsie. Les ganglions lombaires et intestinaux sont normaux.

Expérience 27. — N° 1, Chien loulou, un an, 6 kilog ;
N° 2, chien braque d'Auvergne, 18 mois, 15 kilog.

Transfusion dans le péritoine du N° 2 de 120 centimètres cubes de sang carotidien provenant du N° 1. — Sacrifice 4 heures après. — Etude de la résistance globulaire du sang épanché avant et après le séjour dans le péritoine.

La transfusion est toujours faite en suivant le même procédé.

Un échantillon du sang transfusé est prélevé pour servir à la détermination de la résistance au laquage.

4 heures après l'opération, l'animal qui a reçu le sang est sacrifié par effusion de sang. L'autopsie est faite immédiatement.

A l'ouverture de la cavité abdominale on constate que le sang se trouve en grande abondance ; la presque totalité est liquide, le volume total des caillots ne représente qu'une très minime partie de sa masse et peut être évalué à 8 ou 10 centimètres cubes.

On opère une nouvelle détermination de la résistance globulaire de ce sang ayant séjourné quatre heures dans le péritoine d'un autre animal.

| | HÉMOGLOBINE DIFFUSÉE | |
SOLUTIONS	Avant la transfusion.	Après un séjour de 4 heures dans le péritoine d'un autre animal.
3,4 °/oo	92 °/o	40 °/o
3,8	55 »	12 »
4,2	14 »	2 »
4,6	nulle	nulle

Nous donnons, page 124, *fig. 17*, à titre de document, mais sans vouloir les interpréter, les courbes obtenues à l'aide de ces données.

Expérience 28. — N⁰ 1. Chienne griffon, un an, 7 kilog. ;
N⁰ 2, chienne caniche, 2 ans, 6 kilog.

Transfusion dans le péritoine du N° 2, de 200 centimètres cubes de sang carotidien provenant du N° 1. — Sacrifice quatre heures après. — Étude de la résistance globulaire du sang épanché, avant et après le séjour dans le péritoine.

Transfusion suivant le même procédé.

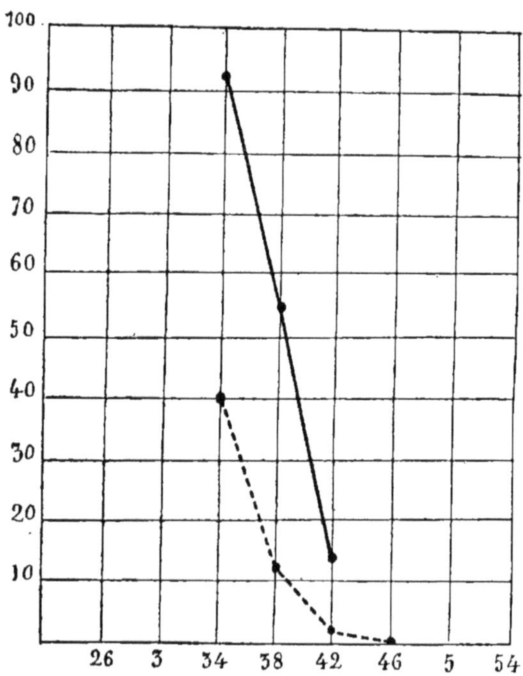

Fig. 17. — *Courbes de la résistance globulaire du sang avant et après un* SÉJOUR DE QUATRE HEURES, *dans le péritoine d'un autre animal.* (Expérience 27).

———— Sang prélevé avant la transfusion.
------- Sang ayant séjourné dans la séreuse.

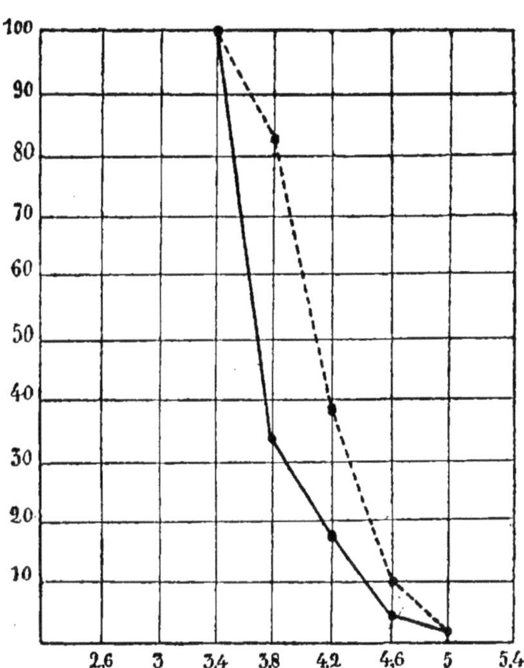

Fig. 18. — *Courbes de la résistance globulaire du sang avant et après* UN SÉJOUR DE QUATRE HEURES, *dans le péritoire d'un autre animal.* (Expérience 28).

Un échantillon de sang est prélevé comme précédemment pour établir la courbe de sa résistance au laquage.

Le sacrifice et l'autopsie de la chienne ayant reçu le sang de l'autre animal dans son péritoine, ont lieu 4 heures après l'opération. A l'autopsie, on constate que la résorption n'a pas été plus active que dans l'expérience précédente, elle est faible. Dans le peritoine se trouve encore une grande quantité de sang liquide, au milieu duquel nagent des caillots dont le volume total est d'environ 40 cc.

Avec le sang liquide, on effectue une nouvelle détermination de la résistance au laquage.

	HÉMOGLOBINE DIFFUSÉE	
SOLUTIONS	Avant la transfusion	Après un séjour de 4 heures dans le péritoine d'un autre animal
3,4 °/₀₀	totale	totale
3,8 »	33 °/₀	82 °/₀
4,2 »	18 »	39 »
4,6 »	4 »	10 »
5 »	indosable	indosable

Voir les courbes, (p. 125, *fig. 18*).

Expérience 29. — Nº 1. Chienne 1 an, 20 kilog. ;
              Nº 2. Chien de montagne, 18 mois, 30 kilog.

Transfusion dans le péritoine du Nº 2, de 250 centimètres cubes de sang carotidien provenant du Nº 1. — Recherche de l'albumine dans l'urine. — Sacrifice et autopsie 48 heures après.

Même procédé pour la transfusion. L'urine de l'animal, ayant reçu dans son péritoine les 250 centimètres cubes de sang fournis par son congénère, examinée au point de vue de la recherche de l'albumine, ne fournit que des résultats négatifs.

Avec la solution picrique on obtient bien un léger trouble, mais au tube d'Esbach le précipité est indosable.

La transfusion péritonéale n'a donc pas déterminé d'albuminurie.

Le sacrifice et l'autopsie de l'animal sont effectués 48 heures après la transfusion.

A l'ouverture de la cavité abdominale, le péritoine est normal on ne retrouve plus trace de l'injection sanguine.

Expérience 30. — N° 1. Chienne, âgée, 30 kilog. ;

N° 2, chienne, setter Lavraque, 18 mois, 29 kilog.

Transfusion dans le péritoine du n° 2, de 500 centimètres cubes de sang artériel, décalcifié, provenant du n° 1. — Sacrifice et autopsie 48 heures après.

On commence d'abord par faire une saignée abondante de 500 centimètres cubes au sujet n° 2 qui devra recevoir la transfusion péritonéale.

Puis on prélève 500 centimètres cubes de sang sur le sujet n° 1. Ce liquide est recueilli dans un flacon au fond duquel on a mis au préalable 0 gr. 50 d'oxalate de potasse en poudre.

C'est ce sang oxalaté qui est transfusé, le plus rapidement possible, dans la cavité péritonéale du sujet n° 2. Dans la soirée et le lendemain, celui-ci ne mange pas, la température rectale est de 39°. On ne constate pas d'hémoglobinurie.

Le surlendemain, la température est de 38°4. L'appétit est bon.

Le sacrifice a lieu 48 heures après la transfusion. L'autopsie faite aussitôt laisse voir que la résorption du sang est incomplète, il existe encore dans la séreuse une quantité notable de sang non résorbé, mais pas de caillots.

Le péritoine est congestionné, principalement dans la région du diaphragme. La face pleurale de cet organe présente le même aspect, mais la congestion est encore plus accusée ; on dirait de véritables ecchymoses par suite de la distension considérable des vaisseaux lymphatiques, qui sont tous littéralement gorgés de sang.

Dans cette lymphe, de même que dans celle du canal thoracique, on trouve un très grand nombre d'hématies. Elles sont normales, libres et non phagocytées.

Expérience 31. — Nᵒ 1, chienne, âgée, 29 kilog. ;
Nᵒ 2, chienne, âgée, 40 kilog.

Transfusion dans le péritoine du Nᵒ 2, de 500 centimètres cubes de sang artériel, oxalaté, provenant du Nᵒ 1. — Sacrifice et autopsie, 48 heures après.

De même que dans l'expérience 28, on fait au préalable une saignée de 500 centimètres cubes de sang artériel sur le sujet Nº 1. Au sang recueilli, on ajoute une pincée d'oxalate de potasse et l'on opère la transfusion dans le péritoine du Nᵒ 2.

Cette fois encore, malgré la grande quantité du liquide injecté dans le péritoine, on n'observe pas de péritonite. Le lendemain la température de l'opéré est de 38°5 et le surlendemain 38°7.

On sacrifie, aux fins d'autopsie, 48 heures après la transfusion.

A l'ouverture de la cavité abdominale, on ne trouve dans la séreuse péritonéale qu'une faible quantité de sang ; la résorption est presque complète. Sur l'épiploon, plusieurs caillots, mais de faible volume. Comme précédemment, le diaphragme est fortement congestionné.

L'examen du liquide que charrie le canal thoracique permet de reconnaître un très grand nomdre d'hématies libres ; on n'en trouve pas de phagocytées.

La vessie est fortement distendue par une urine limpide. transparente et de couleur jaune clair.

Expérience 32. — N° 1, Chienne, 5 ans, 12 kilog. ;
N° 2, chien, âgé, 31 kilog.

Transfusion dans le tissu conjonctif sous-péritonéal du N° 2 de 200 centimètres cubes de sang carotidien provenant du N° 1. — Sacrifice 10 jours après.

Comme dans toutes nos expériences de transfusion, après avoir placé une canule dans la carotide de l'animal transfuseur, nous ponctionnons avec le trocart, la paroi abdominale de l'animal, auquel nous nous proposons de faire la transfusion sanguine péritonéale. Dans cette expérience 32, le trocart dont nous nous servons ne pique peut-être pas aussi bien qu'on pourrait le désirer, mais on parvient néanmoins à traverser la paroi abdominale.

On transfuse 200 centimètres cubes de sang carotidien naturel, c'est-à-dire non défibriné et non oxalaté. Contrairement aux autres opérés, ce sujet paraît sérieusement incommodé des suites de l'opération, ce qui nous conduit à prendre sa température rectale. Une demi-heure après la transfusion, elle est de 39°3 et le lendemain de 38° 9.

L'appétit revient peu à peu et le sujet semble dans un état très normal, lorsqu'on le sacrifie 10 jours après l'opération. Il est facile de reconnaître alors, au niveau de la ligne blanche et à quelques centimètres en arrière de l'appendice xiphoïde du sternum, la présence d'une tuméfaction assez considérable.

A l'autopsie, nous constatons que cette tumeur siège au niveau de la ponction abdominale. Elle est constituée par un kyste sous-péritonéal, de la grosseur du poing et renfermant un liquide brun, dont on peut facilement recueillir 40 centimètres cubes. Au spectroscope, ce liquide présente le spectre de la méthémoglobine.

La cavité péritonéale est normale. L'injection sanguine a été faite sous le péritoine

Expérience 33. — Chien, âgé, 25 kilog. — *Hémorragie accidentelle produite entre les deux feuillets du mésentère ; coagulation totale du sang.*

Nous nous proposons de faire sur cet animal, une transfusion sanguine péritonéale, mais, au moment de la ponction de la paroi abdominale, le sujet fait quelques mouvements brusques et lorsqu'on enlève la tige du trocart, un jet de sang artériel sort de la canule. Pour cette raison, la transfusion du sang n'est pas effectuée.

Le sacrifice et l'autopsie de l'animal ont lieu le lendemain. A l'ouverture de la cavité abdominale, on constate la présence d'une tumeur rouge de la grosseur d'un œuf de poule, accolée à l'intestin et enfermée entre les deux feuillets du mésentère ; cette tumeur est formée par du sang entièrement coagulé et au milieu duquel on trouve les ganglions normaux et l'artère mésentérique blessée.

Expérience 34. — Nº 1, Chien, 15 mois, 19 kilog., état général excellent ;

Nº 2, Chienne 1 an, 5 kilog., en chaleur.
Transfusion péritonéale.

230 centimètres cubes de sang carotidien sont prélevés sur le Nº 1 et injectés dans le péritoine du Nº 2.

Nous nous proposons d'étudier sur le Nº 2 les variations de la température, consécutives à la transfusion. Nous observerons de plus les conséquences de cette transfusion. Faisons remarquer en passant, que l'animal est d'un poids très faible et que la quantité de sang injectée est presque égale à celle qu'il possède déjà.

21 février 1900.

9 h. 30. — T. nº 1 = 38º6 ; T. nº 2 = 38º7.

10 h. 10. — Transfusion, à l'aide de l'appareil stérilisé au préalable, de 230 centimètres cubes de sang carotidien, dans la séreuse péritonéale.

La quantité transfusée est égale à 1/22 du poids du corps.

Aussitôt après. — T. = 38°3 ; le ventre est considérablement ballonné ; vomissements, défécations.

10 h. 40. — T. = 38°6.

1 h. 20. — T. = 39°4. — Rétraction de la paroi abdominale, abattement, douleurs s'exaspérant à la moindre pression et au plus léger mouvement. — Pouls petit, accéléré, 136 pulsations par minute. — Respirations, 48 par minute.

2 h. 30. — T. = 39°4.

3 h. 30. — T. = 39°5. — Décubitus latéral.

4 h. 30. — T. = 39°7.

5 h. 30. — T. = 39°2. — Un échantillon de sang, pris dans le péritoine, examiné au microscope, montre que les hématies ne sont pas altérées. Les leucocytes sont très abondants.

6 h. 30. — T. = 39°2.

7 h. 30. — T. = 39°7.

8 h. 30. — T. = 39°1.

22 février.

6 heures matin. — T. = 39°1.

7 h. 30. — T. = 39°.

9 h. 30. — T. = 39°.

23 février.

Matin. — T. = 38°.

Soir. — T. = 38°8.

24 février.

Matin. — T. = 38°4.

Soir. — T. = 38°9

Dès le lendemain de l'opération, l'état général est bon et l'animal se remet à manger normalement.

Il est sacrifié le 18 mars et l'autopsie laisse voir un péritoine absolument normal.

Expérience 35. — Chienne griffon, adulte, bon état, à jeun. — *Détermination comparative des courbes de la résistance globulaire du sang carotidien et du sang jugulaire, pris au même moment, sur un même sujet.*

L'isolement des vaisseaux, carotide et jugulaire, est fait sans le secours de l'anesthésie, pour éviter les modifications que l'agent médicamenteux pourrait faire subir aux globules sanguins, relativement à leur résistance au laquage.

Deux canules de verre, identiques et parfaitement sèches, sont introduites dans les deux vaisseaux. Préalablement, l'artère a été ligaturée par son bout périphérique et une pince a été placée sur le bout central. Le veine, de son côté, a été liée sur son bout central et une pince est fixée sur son bout périphérique.

Un échantillon de chacun de ces deux sangs, artériel et veineux, est recueilli dans un verre et distribué, immédiatement à raison de 1 centimètre cube par solution, dans une série de solutions salines chloruro-oxalatées dont le titre, évalué en chlorure de sodium, varie de 2 gr. 6 à 5 gr. par litre.

Le mélange une fois fait, on centrifuge et bientôt les globules non dissous sont précipités à la partie inférieure du tube, laissant au-dessus d'eux un liquide dont la coloration est rouge intense pour les solutions 2,6 ; 3 et 3,4, va en diminuant progressivement, en passant par les solutions 3,8 et 4,2, pour n'être qu'à peine appréciable dans la solution 4,6.

Le liquide de la solution à 5 °/oo est complètement incolore.

Pour ce titre, la diffusion de la matière colorante du sang est donc absolument nulle ; les globules parfaitement intacts, forment une couche inférieure dont le volume est à peu près égal aux 2/3 d'un centimètre cube.

L'épaisseur du dépôt de globules est naturellement en raison inverse de l'intensité de la coloration du liquide. Elle va en diminuant progressivement de la solution la plus concentrée à la solution à 3 °/oo, où le dépôt est négligeable. Il en est de même avec les solutions 2,6.

Les dosages de l'hémoglobine diffusée, dans les diverses solutions et avec les deux variétés de sang envisagées, ont donné les résultats suivants :

SOLUTIONS	HÉMOGLOBINE DIFFUSÉE	
	Sang carotidien	Sang jugulaire
2,6 °/oo	totale	totale
3 »	totale	totale
3,4 »	90 °/o	90 °/o
3,8 »	56 »	56 »
4,2 »	20 »	20 »
4,6 »	4 »	5 »
5 »	nulle	nulle

Voir les courbes p. 76, *fig. 2.*

L'animal est sacrifié et reconnu parfaitement sain à l'autopsie.

Expérience 36. — Chien bouledogue, 6 mois.

Même expérience ; l'animal est en pleine digestion..

SOLUTIONS	HÉMOGLOBINE DIFFUSÉE	
	Sang carotidien	Sang jugulaire
2,6 °/oo	79 °/o	67 °/o
3 »	50 »	41 »
3,4 »	23 »	16 »
3,8 »	indosable	indosable
4,2 »		
4,6 »	nulle	nulle
5 »		

Voir les courbes p. 77. *fig. 3.*

Aucune lésion viscérale à l'autopsie.

Expérience 37. — Chien griffon, 1 an environ, à jeun. *Même expérience.*

	HÉMOGLOBINE DIFFUSÉE	
SOLUTIONS	Sang carotidien	Sang jugulaire
2,6 °/oo	totale	totale
3 »	95 °/o	totale
3.4 »	55 »	59 °/o
3,8 »	14 »	12 »
4,2 »	indosable	indosable
4,6 »	nulle	nulle
5 »		

Voir les courbes, p. 78, *fig. 4.*

Expérience 38. — Chien, âgé seulement de 3 jours. — *Détermination de la résistance globulaire pour montrer l'influence du jeune âge sur la courbe de l'hématolyse.*

On se sert du sang carotidien, mais, comme il est très difficile de s'en procurer une quantité suffisante pour juger de l'action exercée par toutes les solutions utilisées dans les recherches précédentes, nous nous contentons d'étudier la diffusion avec les solutions 2,6 ; 3,4 ; 4,2 et 5 °/oo.

	HÉMOGLOBINE DIFFUSÉE
SOLUTIONS	Sang carotidien
2,6 °/oo	64 °/.
3,4 »	31 »
4,2 »	7 »
5 »	nulle

Voir la courbe, p. 82, *fig. 5.*

Expérience 39. — Chienne agée de 5 jours.
Même expérience.

SOLUTIONS	HÉMOGLOBINE DIFFUSÉE
	Sang carotidien
2,6 °/₀₀	80 °/₀
3,4 »	56 »
4,2 »	15 »
5 »	nulle

Voir la courbe, p. 83, *fig.* 6.

Expérience 40. — Chienne bouledogue, âgée de 12 jours.
Même expérience.

SOLUTIONS	HÉMOGLOBINE DIFFUSÉE
	Sang carotidien
2,6 °/₀₀	53 °/₀
3,4 »	13 »
4,2 »	nulle
5 »	

Voir la courbe, p, 84, *fig.* 7.

Expérience 41.. — Chien épagneul, très âgé, 30 kilog.
Même expérience.

La température de l'animal, au moment de la prise du sang

est de 38°7 et les résultats obtenus par la détermination de la résistance globulaire, sont les suivants :

SOLUTIONS	HÉMOGLOBINE DIFFUSÉE
	Sang carotidien
2,6 °/oo	totale
3 »	84 °/o
3,4 »	43 »
3,8 »	8 »
4,2 »	indosable
4,6 »	nulle

Voir la courbe, p. 87, *fig. 10.*

CONCLUSIONS

I. — Le péritoine sain absorbe très activement le sang qu'on injecte dans sa cavité.

II. — L'hémorragie expérimentale réalisée, en injectant dans le péritoine d'un chien 120, 200, 250 c.c. de son propre sang carotidien, est généralement résorbée, au bout de 48 heures.

III. — Cette résorption rapide se fait aussi bien chez les vieux sujets que chez les jeunes.

IV. — Le sang carotidien du chien, injecté dans le péritoine du même animal, ne se coagule pas, si le passage est fait très rapidement de l'artère, dans la séreuse.

V. — Le sang ainsi injecté dans la séreuse péritonéale, devient assez rapidement non spontanément coagulable.

VI. — Une coagulation partielle, se produit toujours dans le péritoine, lorsqu'on emploie pour mesurer la quantité de sang injectée, un appareil retenant un temps appréciable, le sang, au dehors de l'organisme.

VII. — C'est sur l'épiploon, de préférence, que s'accumule le sang coagulé.

VIII. — La coagulation partielle du sang peut être diminuée et dans certains cas heureux évitée, même avec un sang rapidement coagulable, si l'on prend la précaution de faire passer, au préalable, un courant de solution physiologique (NaCl à 7,5 °/₀₀) dans l'appareil mesureur.

IX. — La coagulation du sang est abondante et sa résorption, lente, lorsque le péritoine est infecté.

X. — La résorption par le péritoine sain est encore très rapide, lorsque le sang provient d'un autre animal de la même espèce. (*Transfusion péritonéale.*)

XI. — Cette opération, faite aseptiquement, ne détermine qu'une hypérémie peu accusée, ne cause pas d'albuminurie et est fort bien supportée par l'animal.

XII. — Les hématies extravasées dans le péritoine retournent au torrent circulatoire par la voie du canal thoracique.

XIII. — Il existe donc des communications évidentes entre la séreuse péritonéale et le système lymphatique.

XIV. — Le retour des hématies à la circulation générale s'effectue très rapidement, puisqu'au bout de trois quarts d'heure seulement, le nombre de ces éléments est suffisant, pour colorer très fortement en rouge, la lymphe du canal thoracique.

XV. — Les hématies réintégrant le système sanguin par la voie lymphatique sont morphologiquement normales.

XVI. — Un très petit nombre cependant, est susceptible d'être phagocyté, et rentre dans le torrent circulatoire au sein des leucocytes mononucléaires et polynucléaires, mais surtout des premiers, qui se les sont incorporés.

XVII. — Il n'existe pas de différence appréciable entre les courbes représentatives du processus hématolytique, obtenues, avec le sang jugulaire et avec le sang carotidien d'un même animal.

XVIII. — La courbe obtenue avec le sang de très jeunes animaux est caractéristique et présente une forte inclinaison sur la ligne des abcisses.

XIX. — Les globules rouges d'un animal, injectés dans le péritoine du même animal et séjournant dans cette membrane, conservent leur résistance initiale lorsque le péritoine est sain.

XX. — Ces globules rentrent, par conséquent, dans la circulation, physiologiquement normaux.

XXI. — Leur résistance diminue au contraire notablement, quand la séreuse est malade.

INDEX BIBLIOGRAPHIQUE

1. **Arloing** et **Tripier.** – *Thèse de Poncet* (**21**) ; *p. 68.*

2. **Bizozzero** et **Golgi.** — De la transfusion du sang dans le péritoine et de son influence sur la richesse globulaire du sang renfermé dans l'appareil circulatoire. — *L'osservatore, 4 novembre 1879, p. 689 ; analysé in R. d. S. M., 1880, t.* xv, *p. 73.*

2 (bis). **Camus.** — Causes de la circulation lymphatique. — *Archiv. de physiologie, 1894, p. 669.*

3. **Chanel.** — Sur la résistance des hématies. — *Thèse de Lyon, 1880.*

4. **Colin.** — Recherches expérimentales sur les fonctions du système lymphatique. — *C. R., 1858.*

5. **Dastre.** — Injections dans le péritoine comme moyen de remplacer les injections dans les veines. — *Archives de physiologie, 1890, p. 830.*

6. **Dubar** et **Rémy.** — Absorption par le péritoine. — *Journal de l'Anatomie et de la physiologie, 1882, p. 60.*

7. **Duncan.** — *Académie des sciences de Vienne, 1867, p. 516.*

8. **Fulloni.** — Sulla resistenza del sangue. — *Milano, il Morgagni, 1897.*

9. **Gallerani.** — Résistance de l'hémoglobine dans le jeune. — *Archives italiennes de Biologie, t.* xviii, *1893.*

10. **Grenet.** — Des injections de sang dans la cavité péritonéale. — *Thèse de Paris, 1883.*

11. **Hamburger.** — Das Verhalten des Blutes gegenüber Salzlœsungen. — *Akad. von Wetensch., 29 décembre 1883.*

12. **Hayem.** — De la transfusion péritonéale. — *C. R., 1884, t.* xcviii, *p. 749.*

12 (bis). — *Archives de physiologie, 1879, p. 253.*

13. **Lapicque** et **Vast.** — Méthode colorimétrique pour apprécier la résistance globulaire. — *Soc. de biol., 13 mai 1899.*

14. **Malassez.** — Sur l'anémie saturnine. — *Mémoire de la Soc. de Biologie, 1873.*

15. — Sur la richesse des globules du sang chez les tuberculeux. — *Soc. anatom., 1874.*

16. — Les premières recherches sur la résistance des globules rouges du sang. — *Soc. de biol., 1875, p. 2.*

17. **Metchnikoff.** — Etudes sur la résorption des cellules. — *Annales de l'Institut Pasteur, 1899. p. 737.*

17 (bis). **Mosso.** — Résistance des globules rouges. — *Archiv. Ital. de Biol.,* viii, *1887.*

18. **Nikolsky..** — *Centralblatt. f. Chirurgie, n° 19, 1880 ; analysé in R. d. S. M. 1881, t.* xvii, *p. 52.*

19. **Obalinski.** — Recherches sur la transfusion péritonéale. — *Centralblatt. f. Chirurgie, n° 19, 1880 ; analysé in R. d. S. M, 1881, t.* xvii, *p. 52.*

20. **Penzoldt.** — Ueber des Verhalten von Blutergüssen in serœsen Hœhlen. — *Deutsches Archiv. für Klin. Med ; p. 542, 1876 ; analysé in R. d. S. M ; t.* x *p. 83.*

21. **Poncet.** — De l'hématocèle péri-utérine. — *Thèse d'agrégation, 1878,* et Article Hématocèle *in Dictionnaire des Sciences médicales, 1886. t.* xii, *p. 736.*

22. **Ponfick.** — Ueber ein einfaches Verfahren der Transfusion beim Menschen. — *Berlin. Klin. Wochens. n° 39, p. 589 ; analysé in R. d. S. M ; t.* xvi *; 1880, p. 705.*

23. **Ranvier.** — Traité technique d'histologie. — *1889, p. 318.*

24. **Reklinghausen.** — Zur Fettreresorption. — *Wirchow's*

Archiv. Bd 26-172, 1863, et *Das Lymphgefæssystem* ; *Stricker's Handbuch, p. 222*.

25. **Renaut.** — *Soc. de biologie, 1879, p. 342*.

26. **Rouget.** — Migrations et métamorphoses des globules blancs. — *Archives de Physiologie, 1874, p. 826*.

27. **Toussaint.** — *Thèse de Poncet* **(21)**.

28. **Vaquez.** — Recherches sur l'hématolyse « in vitro ». — *Soc. de biologie, 1897, p. 990*.

29. — Des méthodes propres à évaluer la résistance des globules du sang. — *Soc. de biologie, 1898, p. 159*.

30. **Vast.** — Action de la Toluylène-diamine sur les globules rouges. — *Thèse de Paris, 1889*.

31. **Wright.** — Nouveau mode de transfusion sanguine, sang décalcifié. — *The British medical journal, 1891, p. 1203* analysé in *Archiv. de Physiologie, 1893, p. 210*.

TABLE DES MATIÈRES

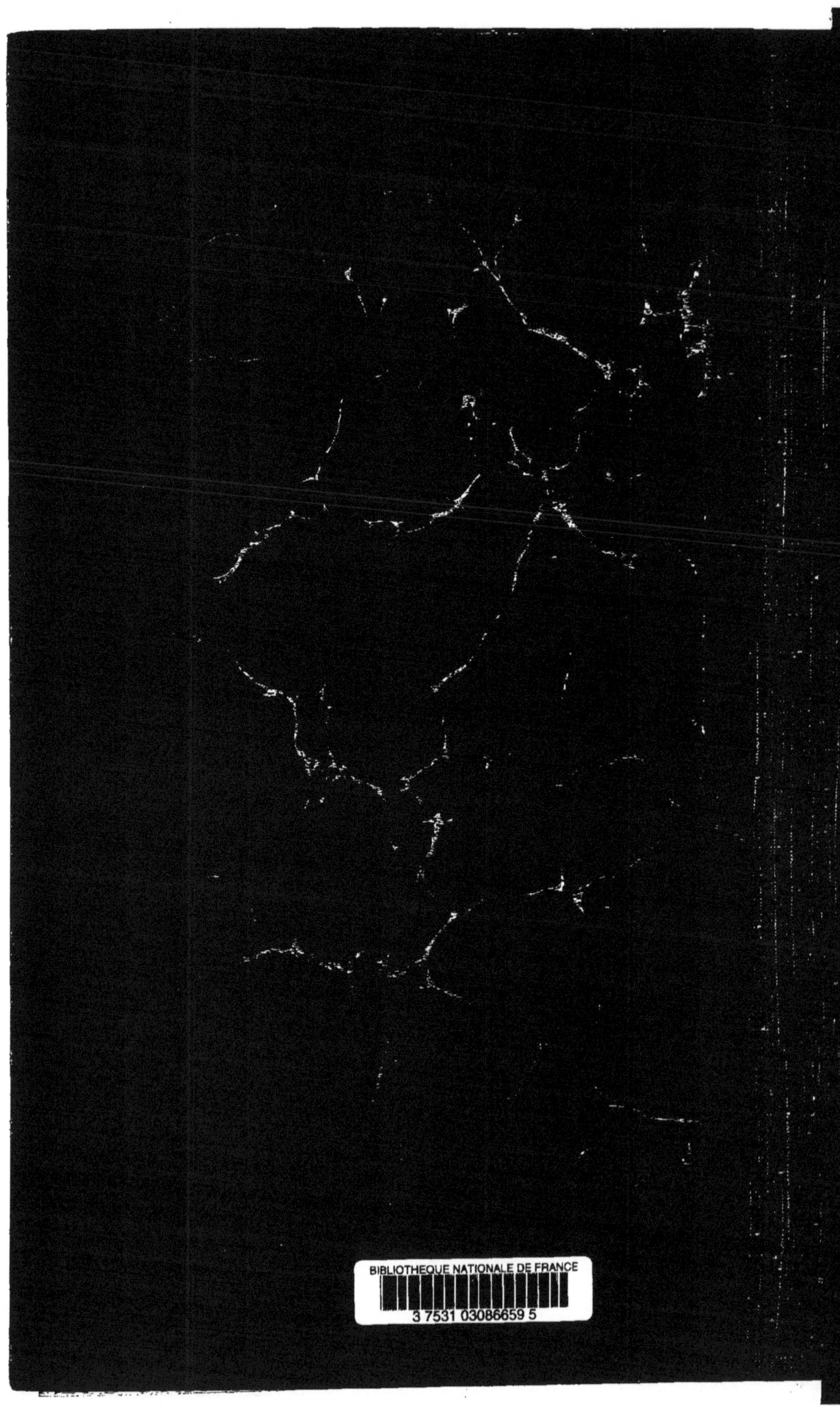